U0309100

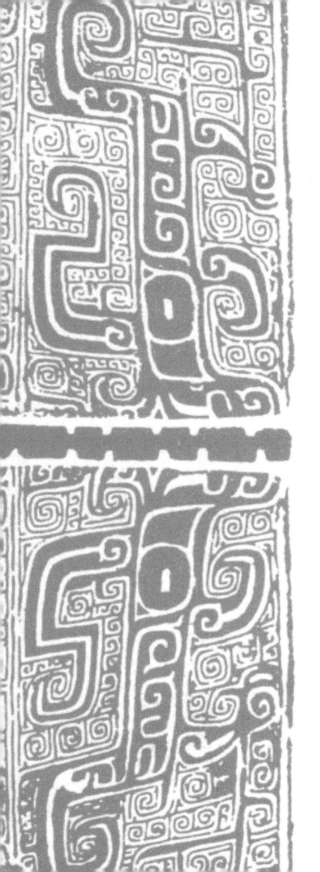

黄帝外经解要

梅自强　梅忠恕　解要

云南人民出版社

图书在版编目（CIP）数据

黄帝外经解要 / 梅自强, 梅忠恕解要. -- 昆明：
云南人民出版社, 2022.11（2024.2 重印）
ISBN 978-7-222-21325-8

Ⅰ. ①黄… Ⅱ. ①梅… ②梅… Ⅲ. ①医经–研究
Ⅳ. ①R22

中国版本图书馆 CIP 数据核字（2022）第 227434 号

策划统筹：冯　琰
责任编辑：王曦云
责任校对：武　坤
封面设计：王曦云
责任印制：窦文婕

黄帝外经解要
HuangDi Waijing Jieyao
梅自强　梅忠恕　解要

出　版　云南人民出版社
发　行　云南人民出版社
社　址　昆明市环城西路 609 号
邮　编　650034
网　址　www.ynpph.com.cn
E–mail　ynrms@sina.com
开　本　720mm×1010mm　1/16
印　张　18.25
字　数　245 千
版　次　2022 年 11 月第 1 版　2024 年 2 月第 3 次印刷
印　刷　云南出版印刷集团有限责任公司
　　　　华印分公司
书　号　ISBN 978-7-222-21325-8
定　价　55.00 元

云南人民出版社微信公众号

如需购买图书、反馈意见，请与我社联系

总编室：0871-64109126　发行部：0871-64108507　审校部：0871-64164626　印制部：0871-64191534

版权所有　侵权必究　印装差错　负责调换

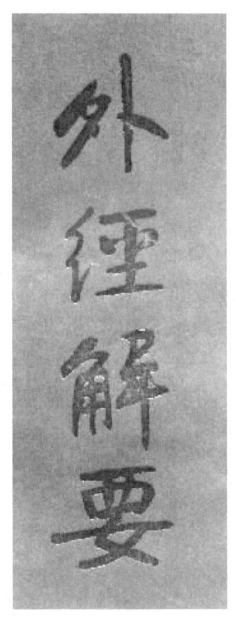

原卫生部中医管理局局长吕炳奎为《外经解要》内部版封面题词

外店的出现是值得
探讨的一项工作，
梅自强老先生的精心
诠释很有参攷價值

吕炳奎

乙亥年五月

原卫生部中医管理局局长吕炳奎题词

梅自强简介

梅自强，1915 年 4 月 29 日出生于四川省荣县，是天府乐育堂黄元吉真人法脉第四代真传学者，历任重庆市天福搪瓷厂代厂长，重庆市搪瓷总厂副厂长，重庆市江北区第一、二届人民代表。梅自强自幼随师学习中医药，精研并通晓岐黄之术。从十五岁时起，得天府乐育堂第三代传人官德懋传授黄元吉真人传统内丹功及张执阳宗师的"鼓琴招凤"和"敲竹唤龟"两部"新功法"，勤修有验。新中国成立前，他积极支持、掩护和资助共产党的地下活动；1957 年被错划为"右派"，判刑十二年，直到 1979 年才得以"清放"。1981 年撤销"判决"，平反恢复名誉之后，他将全部精力投身于实践和弘扬传统内丹术，在全国十几个省、市举办过几十个养生内丹功讲习班，并应邀到十几个省中医学院讲课，为普及传统内丹功做了大量的工作，徒弟、学员遍及海内外。他还著有《颠倒之术——养生内丹功九层十法真传》一书和《中国传统养生内丹功》等十余种小册子，在杂志上发表丹道学术论文一百多篇，为传承和弘扬中国传统内丹功做出了巨大的贡献。20 世纪 80 年代，一个学生送给他一本《外经微言》。他认真学习、研究后敏锐地意识到这可能就是失传了三千多年的《黄帝外经》。为抢救中华民族的国粹遗产，帮助世人研究、学习，他用了十多年时间对这本《外经微言》中的隐语、比象、暗示等难点进行了解释，撰写出了《外经解要》一书，欲使失传三千多年的《黄帝外经》起死回生、故物重光。1999 年 6 月，梅自强不幸因摔伤头部辞世，享年八十五岁。

感谢梅老"抛砖"

（为《外经解要》内部版撰）

《外经》何在？多少年来人们在不断寻觅，但总求之不得。

20世纪80年代，人们终于在天津的图书馆发现一本《外经微言》，视为至宝，印了一千五百册，但以后再也没有重印，因为有人说它是"伪书"。

那么，"真书"在哪里？不知道！既不知"真"，何以断定其"伪"？

都在找《黄帝外经》，至今全国只找到一本《外经微言》。是真是假，不妨读读，先研究研究为好。

研究问题，做学问，不怕"伪"。只要用科学的态度去研究，取其精华、弃其糟粕，在一定意义上讲，也可以"去伪存真"。

梅自强老师付出了不少心血为《外经微言》解要，应感谢梅老所做的努力！当然，这只是一家之言。他自谦为"抛砖引玉"。诚然，"砖"的作用也是很宝贵的。在某些情况下，"砖"的作用胜于玉！

我们印发《外经解要》，作为内部研究参考资料，而未作文字加工，这一点请读者谅解。若能有助于人们探秘求真，得到实惠，也就遂愿了！

环球百岁养生研究中心理事长

《体育报》高级记者

黄 河

1996年3月12日

《外经解要》内部版序言

　　人们以祖国医学为"岐黄"，轩辕黄帝与岐伯天师之合称也。主要医经称为《黄帝内经》，黄帝在"内廷"问医道于岐伯之作。有西医后，相对称中医，针灸、按摩等"治已病"皆属之。其实，中医不能概括岐黄。岐黄由两翼合成，即《内经》"治已病"为一翼，与《外经》"治未病"养生修真至道为另一翼。

　　《外经》后于《内经》二三十年集成。以黄帝晚年始借岐伯之口公开其在位第十九年已受传广成子修真至道冠首，结合太子雷公、太师伯高等计二十五臣工向岐伯问道答案汇编而成。《外经》的特色，除作为内修一脉真传之源头外，岐伯继黄帝公开至道之后，自谓"吾不敢再隐矣！"不但公开或半公开原不少保留之内修机要，又明指大量《内经》之遗与未及者之医事而合成，在很大程度上可补《内经》之不足，乃至纠偏，诚难得之典笈！以致被转入地下垄断传抄、形同失传者三千多年，今幸故物重光！

　　养生具"出浅、入深"内涵：出浅，言《内经》与《外经》已不少明指；入深，则作为"养生主"之修真至道也。何谓真？真即道，即气，即主宰形体之神气，与形体相对而名"真"。盖神存则形存，神离则形亡矣！传到道家则名"修道"，演变为"炼丹"，药物即神气也，又名性命。以神驭气，修性以立命。经"孔子问礼于老子"，礼者体也，内修所依据之经窍，道体也。由于作为道体之经窍，人人共有，人人共由，故后来释氏禅修，亦同此道体，张紫阳谓"教虽分三，道乃归一"，即归此出自医家真传之一脉与一窍，悉源于此经。

20世纪80年代初，国运昌隆，春回大地，不但失传三十年之一脉真传，得以抢救再生，即《颠倒之术》；继以载颠倒之术源头的《外经微言》，于形同失传三千多年后，竟亦故物重光而得其精抄本！其微言奥旨、隐语暗示，每导致一般未闻真传者所误解，而有碍宝典之继承弘扬，不利科研与实用。为此不揣学浅，但以所知解要，不过作抛砖引玉之图耳，恳请高明指正！

八旬后学梅自强
1994年元月于四川荣县医学会

《外经解要》原序

　　祖国传统医学分为两部分：一是"治未病"即预防为主的内修非药物疗法，以《外经》九卷为指导经典；二是"治已病"之按摩、针灸、方药等，而以《内经》十八卷为指导经典。

　　《内经》显然即现在流传之《素问》《灵枢》各九卷合成；《外经》则仅见于《汉书·艺文志》记载，其书则久觅不得，形同失传。迄至20世纪80年代初，始于天津市卫生职工医学院图书馆发现一部《外经微言》精抄本，其书高二百四十四毫米、宽一百八十毫米。据悉为明清之际名医傅青主之弟子"山阴（今浙江省绍兴市）陈士铎，字远公，又名朱华子口述"。因其书既加"微言"，又存个别明清之际遗迹，加上写"前言"者未予精研即判定为"后人托名之作"，只影印了一千五百部。故知此大补《内经》之不足的《外经》九卷，特别是首篇黄帝借岐伯之口，公开其在位第十九年即得闻广成子"内修至道"之真者少。我幸在安徽得此书。

　　《外经》后于《内经》，除首篇为黄帝间接之问，借以公开养生修真、长生不老之至道，余为太子雷公与太师伯高等计二十五臣工问道，岐伯个人作答，故名为《外经·岐伯天师传》。

　　相对于《内经》，《外经》有后来居上四个特点：

　　其一，公开养生修真至道功法诀窍，为内功一脉真传之源头。

　　其二，继黄帝公开至道之后，岐伯犹豫再三，自谓"吾不敢再隐矣！"也公开或半公开不少经窍之要，以补《内经》之不足。

　　其三，在整个经络、脏象、病因、病理上总结、实践、调整、补充《内经》之未及，乃至纠《内经》之偏，如"天元纪大论"

"五运行大论"，即出自岐伯的学生鬼臾区之手，颇"言大而肆"。

其四，基于"治未病"的观点，天师反复论证病因，突出说明由于"五脏之虚，外邪乘虚而入，内外夹攻"之危害，更明指五脏之虚，主要由于"节欲少，纵欲多"所致。

至于《外经微言》之易名，或谓《微言》《奥旨》，可能是因为精抄者于每篇末略加"评述"之自谦。

总之，祖国医学的整体，是由"治未病"，即养生修真非药物疗法，与"治已病"，即按摩、针灸、方药之"两翼"合成。《内经》《外经》，其若此两翼乎？

非药物内修预防凭什么呢？凭众所周知的"天人合一"生理机制，李时珍简称"内景隧道"（"隧"指经隧，"道"指有孔穴道与无孔窍道），以宇宙"四象五行"缩影到人体之"九要冲"（岐伯命名），而以人们受胎成形（《灵枢》第四名为"面上空窍"）之一，"一以贯之"整体九要冲，以达自力更生，生命再造，却病延年，乃至长生不老整套朴素的唯物辩证前科学。惜乎！传统封建保守，又受新中国成立时学术中"害群之马"株连，知及此者，已不绝如缕矣！

我自 20 世纪 30 年代得晚清黄裳元吉祖师第三代传人官德懋真传九层之七，未窥全豹，循规未取得师资（即传人），反得残存。迄至 20 世纪 80 年代初，始有可能将已知真谛"天人合一"之机要，从已失传三十年后抢救回来，公之于世，亦即笔者编著《颠倒之术》九层之七，作为概要存于先祖师黄元吉《道德经注释》"解奥"之中。盖学术已如"皮之不存"，故不顾"毛将焉附"之清规，公开黄祖师碍于神权未能公开者，用作"抛砖引玉"之图。固知己陋，难免挂一漏万，亦不揣冒昧，盼读者指正！

此《外经解要》即类似《颠倒之术》"解奥"，更具"黄老"医道合一之实，其特点即医、道、儒、释内修皆同一"不二法门"。此为近年精研获悉，学与年进，特和盘奉献。

梅自强

1998 年 10 月再写于四川荣县西南街医学会

目　录

卷　五

卷　六

卷　七

卷 八

卷 九

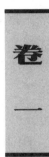

卷

一

阴阳颠倒篇第一[1]（上）

〔原　文〕

黄帝闻广成子[2]窈窈冥冥之旨[3]，叹广成子之谓天矣[4]！

退而夜思，尚有未获[5]。遣鬼臾区[6]问于岐伯天师[7]曰：帝问至道于广成子[8]。

广成子曰：至道之精，窈窈冥冥；至道之极，昏昏默默。无视无听[9]，抱神以静[10]，形将自正[11]。必静必清[12]。无劳汝形[13]，无摇汝精[14]，无思虑营营[15]，乃可以长生[16]。目无所见[17]，耳无所闻[18]，心无所知[19]，汝神将守汝形，形乃长生[20]。慎汝内[21]，闭汝外[22]，多知为败[23]。我为汝遂于大明之上矣[24]，至彼至阳之原[25]也；为汝入于窈冥之门[26]矣，至彼至阴之原[27]也。天地有官[28]，阴阳有藏，慎守汝身，物将自壮[29]，我守其一[30]，以处其和，故身可以不老也[31]。天师必知厥义[32]，幸明晰之。

〔解　要〕

[1] 本篇以《阴阳颠倒》冠首，是《外经》全篇的核心，极其重要。其重要性在于：它含蓄地公开了主宰形体的"神"的原始所在，及颠倒之术功法与"大明之上"之诀窍，直至依法实习形成人体内景和可以达到长生不老功能的一整套朴素的唯物辩证法。由医家养生修真，神即真，而气含神内。传到道家，"黄老""老庄"名"修道"。东汉时魏伯阳作《参同契》，喻为炼丹。春秋时"孔子问礼（同体）于老子"，传到儒家名"修身"。它们名虽不同，功法与诀窍实质则同：同以"大明之上"作为人体生命根本的"仁"，同以"无视无听，抱神守一"颠倒之术功法，以及不言神气言性命，以性命为"铅汞"，作药物，作丹头。之所以名真谛者，真在大明之上由表入里之性源一窍，具有"一以贯之"主宰整体的功能，为

人人共由、人人共有之本根。运用朴素唯物辩证合成之诀窍练功，则能如《内经》《外经》阐述"神与形俱，神形俱妙"，小之则"尽终其天年，度百岁（一百二十岁）乃去"，大之则"寿蔽天地，无有终时"，即长生不老，形神俱妙，死而不死，如黄陵之仅余衣冠。岐黄岂欺后代？特后人之不能依应具备条件认真修炼耳！

[2] 黄帝即轩辕，中华民族溯源之始祖，寿一百一十一岁，在位百年。广成子，隐居于崆峒的有道高士、上古真人。根据《庄子》记载：黄帝在位第十九年，躬亲问道于广成，受传至道。《史记》中亦有类似记载。其学术先未公开，故《内经》首章仅略言，后黄帝认真修习有得，始借岐伯天师之阐述而公开。

[3] 窈窈冥冥之旨："窈窈冥冥"直译为微妙精深、不容明觉和幽昧之意。这个术语是用于至道修炼的。这个至道之道不是常道，它是起源于七千多年前的伏羲。大约二千年后伏羲传给广成子，五千年前轩辕黄帝问至道于广成子，《黄帝外经》第一篇《阴阳颠倒篇》一开始就记录下广成子解释"至道"，曰："至道之精，窈窈冥冥；至道之极，昏昏默默。"这就是说，道在窈窈冥冥和昏昏默默之中，人在这种幽昧、微妙、浑沌的半睡半醒状态中，就可见道之原。如果我们（修道者）睡着了，或者醒着就什么也看不见了。因此，修道者要见道，只有在窈窈冥冥之中才有可能。在窈窈冥冥中怎样见道，在哪里见道？这也是一个关键问题。广成子继续说：要"无视无听，抱神以静，形将自正，必静必清。无劳汝形，无摇汝精，无思虑营营……"才能在窈冥中见道。

[4] 黄帝功成身退，实习检验可信，高度赞赏之词。从黄帝的赞赏，可知至道之真而可信！

[5] 尚有未获：不是对功法诀窍未获，而是以仁圣之心，考虑应传之万祀。未获者，继往开来之责也。因此，已不若《灵枢·禁服》时信奉"坐私传之，此天师之所禁"矣！

[6] 鬼臾区：大臣名，既是黄帝之大臣，又是天师及门弟子，故《内经》"天元纪大论""五运行大论"，皆天师授意鬼臾区之作，

特"言大而肆",成为过犹不及之词。

[7] 此时黄帝已功成身退,实习广成子之传。天师为太子雷公、太师伯高与诸臣工之"高级顾问"矣。故除帝以此问开章明义外,余为二十五臣工之问。

[8] 至道,至高无上之道。何谓道?"有物混成,先天地生"之清空一气也。此气能化生万物,长养群生,"为天下之母"。人体受胎成形时,即通过父母而得此气以为本根,故名神,或真,或道,或一。古代尊道贵德,帝因问至道造访,广成子传道点窍计一百四十余字而"汝"占其九。天师所以概括为"广成子之教,示帝行颠倒之术也",故不同于天师与帝有君臣之分,稽首称奏。

[9] 无视无听:即一脉真传中的"垂帘",闭上眼帘以"回光"。

[10] 抱神以静:抱神即"守窍""返照",合成"垂帘守窍"的"回光返照法",以实现颠倒之术的功法,故必须黜聪、塞兑(即不听不语),虚极静笃。何以抱神即守窍?以神即天命之性而有源,此源即乾坤合成,受胎成形之上丹田玄关一窍。

[11] 形将自正:"形"指形体,"正"指正气。形将自正者,形体自会充满正气,而邪气不易干扰也。

[12] 必静必清:才能"寂然不动,感而遂通"。老子曰:"致虚极,守静笃,万物芸芸,吾以观其复。"即对"必静必清"功能之阐述。强调必静必清,始能神凝气聚。

[13] 无劳汝形:是就黄帝问养生修真至道而言,即对已衰、已老、已积劳成疾者而言,必不劳形体以养气;并非指"劳动改造世界"之有作有为。四肢不动,则神藏于脾以壮气。

[14] 无摇汝精:以使精固。无摇精,则神藏于肾以强精。"无摇汝精"是广成子最早提出来的,至老子则为"不见可欲,使心不乱",由此可知房中术之非也。

[15] 无思虑营营:抱神守一,则神不驰矣。神返照于大明之上"心之机"之所在,而一以贯之整体,安得不神与形俱,以使生命

能量康复和再生。

[16] 乃可以长生：能蓄气、固精、安神，以内守吾身，故可健康长寿，进而修成长生不老，悉具唯物辩证之义。人们受胎成形时受之父母浑然一团的神气（即性命），随着成长，神分别藏于五脏以主宰形体。五脏开窍于五官四肢，神即表现为视听言动。

[17] 目无所见：垂帘暝目时，则神藏于肝。

[18] 耳无所闻：则神藏于肾，言神则气在其中。

[19] 心无所知：则神藏于"心之机"。《阴符经》曰"机在目"，即在两目睛明之中的"内眦"，其表即泛指"玄关一窍"。

[20] 形乃长生：一般熟睡时神归五脏而"守形"。从而说明功法既使"神与形俱、神与形全"，已可得长生不老，更使"神形俱妙"，则不言而喻了。使汝神守汝形，功法为何？即"无视无听，抱神以静"。

[21] 慎汝内：慎守在内的气血精髓，不要轻易耗散。

[22] 闭汝外：关闭在外之眼、耳、鼻、舌、身、意"六根门头"。

[23] 多知为败：内修言"多知"为障道之魔，故"必静必清"。

[24] 我为汝遂于大明之上矣："遂"，黄帝求道之愿，为"指点大明之上"，由表入里"生身之本"的一窍"玄关"。何谓大明之上？此由医而道、而儒、而释，讳莫如深，众多隐语"公开"之源。宇宙之大明为日月，人体小天地之大明为两目。两目之功能在"睛"，而其机要则在两大眼角之"睛明"。大明之上犹言两眼睛明之上，即"颏""内眦"之表，习称鼻梁。《外经·奇恒》名"脑为泥丸，即上丹田"；道称"众妙之门"与"玄关妙窍"，或简称"生主"，庄子谓"养生主"；儒名"明德"，或"天之明命"处；释称"鼻端"，即鼻之始端，亦身之造端。老庄之徒，以此处有如进入人体众妙之机关故名"玄关"，或简称玄窍而以"一"为代号，以"眼前""目前""目连"暗示，有三四十讳名而不一一列举，即此已可见其不同寻常。鉴于真谛失传三十年，已如"皮之不存"，故不顾如"毛附"之清规，而再次公开此五千余年之秘。古尊道贵

德，黄帝虽贵为天子，亦不得不叹"广成子之谓天矣!"

[25] 至彼至阳之原：谓此窍为阳生药产之原! 即李约瑟、周士一在《参同契新探》中探索而未得的"能量流、活水源头"。

[26] 窈冥之门："此窍非凡窍，乾坤共合成"，故为练功人之恍惚窈冥之门，"恍惚窈冥，其中有物、有信、有精，其精甚真"。此太上之言。窈冥，是阴阳互根内涵。

[27] 至彼至阴之原：即"甚真"之"阴精"，亦由此原所致。此言大明之上功能，至阴至阳之原（同"源"），即生命康复再生之源。岐伯以"海"为喻，而言其难量。

[28] 天地有官：指时令季节，如冬至阳生而阴藏，夏至阴生而阳藏。必春生夏长、秋收冬藏，才能养阳和之气以利再生。人体亦然。言人应有节制也，顺则养生，逆则灾害；阴阳有藏，言春生夏长，枝繁叶茂，必继之以秋收冬藏，始能养阳和之气，归根复命，以利再生。

[29] 慎守汝身，物将自壮：慎守身中之阴阳（即神气、性命），则主宰形体之物即升华为神气之物，必将壮大。此时依据无视无听，抱神以静，守我大明之上，生身之本原一窍，其势必如何可知矣!

[30] 我守其一：广成子特别强调"守一"，姿态在于心气平和，老子遵循而反复强调"专气致柔"者，正此之谓也。

[31] 故身可以不老也：联系上文两番论证长生之法，合成"长生不老"，孰谓传统无长生不老之方？且都基于朴素唯物辩证法。之所以"修道者如牛毛，成道者如麟角"者，盖在于人们"节欲少，纵欲多"，受"害生于恩"影响，而不能如岐黄、老庄之宝贵耳。

[32] 厥义：厥，同"其"，谓天师必知广成传道之义，盼明确解析。从实践检验，"岐黄"均早已得闻至道；岐伯天师更获大成。否则，安能对"内景隧道"（"隧"指十二经、三百六十五络；"道"指有孔穴道与无孔窍道）了如指掌。

阴阳颠倒篇第一（下）

〔原　　文〕

岐伯稽首奏曰[1]：大哉言乎[2]！非吾圣帝，安克闻至道哉[3]？帝明知故问，岂欲传旨于万祀[4]乎！何心之仁也？臣愚何足知之。然仁圣明问，敢备述以闻[5]。窈冥者，阴阳之谓也[6]。昏默者，内外之词也[7]。视听者，耳目之语也[8]。至道无形而有形，有形而实无形[9]。无形藏于有形之中，有形化于无形之内，始能形与神全，精与神合乎[10]。

鬼臾区曰：诺，虽然师言微矣，未及其妙也。

岐伯曰：乾坤之道，不外男女[11]。男女之道，不外阴阳[12]。阴阳之道，不外顺逆[13]。顺则生，逆则死[14]也。阴阳之原，即颠倒之术[15]也。世人皆顺生，不知顺之有死[16]；皆逆死，不知逆之有生[17]，故未老先衰[18]矣！广成子之教，示帝行颠倒之术也[19]。

鬼臾区赞曰：何言之神乎？虽然，请示其原[20]。

岐伯曰：颠倒之术，即探阴阳之原[21]乎！窈冥之中有神[22]也，昏默之中有神[23]也，视听之中有神[24]也。探其原而守神，精不摇矣[25]；探其原而保精，神不驰矣[26]。精固神全，形安能敝乎[27]？

鬼臾区复奏帝前。帝曰：俞哉[28]！载之《外经》[29]，传示臣工，使共闻至道，同游于无极之野[30]也。

陈士铎[31]曰：此篇帝问而天师答之，乃首篇之论也。问不止黄帝，而答止天师者，帝引天师之论也。帝非不知阴阳颠倒之术，明知故问，亦欲尽人皆知广成子之教也。

〔解　　要〕

[1] 古相见以礼，其礼为稽首、叩首。稽首即拱手半跪，叩首

为跪拜。臣见君言事，称"奏"。岐伯天师，为在朝之官衔，位虽高，仍有君臣之仪，故行稽首之礼而称"奏"。不若广成子为在野之圣真，加上帝亲自造访问道，故称帝为"汝"，讲道之语为"教"与"示"，足见道尊德贵也。

[2] 大哉言乎：高度崇敬传道之言！

[3] 非吾圣帝，安克闻至道哉：传师具有特许权，大道非其人、非其时、非其地不传。而黄帝问道则得传，不同一般必循规"获准"，故尊为圣帝。

[4] 万祀："祀"原为"禩"，"禩"同"禩"。万祀：万民。天师故知之甚稔也。

[5] 自谦之后，只能以己受传所备而阐述之。非如今之任意"创编"。

[6] 窈冥者，阴阳之谓也：依法久坐入静，静极呈现阴极阳生前之最佳内景，故曰"至道之精"。

[7] 昏默者，内外之词也：昏昏默默，非浑浑噩噩！而外似昏昏之恍惚，内含默默之存照。即万念俱泯，一灵独炯，故曰"至道之极"。

[8] 视听者，耳目之语也：此句是视听言动之简化词，传到儒家为"非礼（'礼'同'体'，指道体、窍道）勿视听言动"。

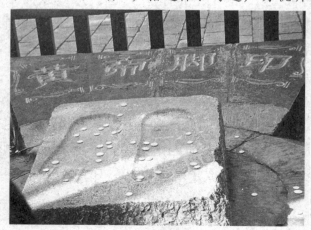

传说为黄帝脚印

[9] 至道无形而有形，有形而实无形：何谓"道"与"至道"？先天地而生出，混沌之清空一气，皆"强名曰道"或"大道"；至道，在此是指主宰形体之神，在内修中呈现佳景，亦可解释为可致人们长生不老者为至道。至道无形，其主宰形体则有形，终不可捉摸，故实无形。

[10] 形与神全，精与神合乎：此言依法内修之所得，特别是神与形全、精与神合，将臻于神形俱妙的佳境，则无论形之敝矣！

[11] 乾坤之道，不外男女：天地间无非男女。

[12] 男女之道，不外阴阳：男女不外阴阳两性。

[13] 阴阳之道，不外顺逆：两性不外顺逆者，一是言两性相合之顺生，一是言在顺之则生人。就人道而言，则顺生逆死。

[14] 顺则生，逆则死：说明生育中"顺生逆死"的人道方面。

[15] 阴阳之原，即颠倒之术：阴阳之本，在颠倒之术。即从阴阳两性"顺生不生"之原，得出养生之法，唯"顺者逆之"的颠倒术。

[16] 世人皆顺生，不知顺之有死：阐述为何顺之有死，教人养生预防。

[17] 皆逆死，不知逆之有生：人道顺生逆死，生中含死；至道逆施颠倒，不生不死。

[18] 未老先衰：导致未老先衰的原因，竟在于只知顺生之乐，而不知生中含克，顺之有死，即下面天师揭示为"害生于恩"的结果，孟子也说"死于安乐"之意。

[19] 广成子之教，示帝行颠倒之术也：岐黄之语，一字千金！孰能托名作此《外经》？岐伯对帝称奏，奉帝为圣帝，总结广成讲学则曰"广成子之教，示帝行颠倒之术"。岐伯虽天师受宠之官，也宜属君臣，广成则高居崆峒，帝必专程问道，遂"点传"之愿，宜属师生。故曰"毋劳汝形，毋摇汝精，毋思虑营营"，以及"我为汝遂于大明之上"，循规必辅以指点。由此可知，道尊德贵如太子之言："立天子，置三公，虽有拱璧以先驷马，不如坐进此道。"不

诚然乎？岐伯小结之言虽指功法，而"大明之上，一脉一窍"真传，及"无视无听，抱神以静，必静必清"之诀窍，悉含其中矣！此篇为本《外经》之重点，小结为全篇之概括：概括广成子所修炼至道之功法为行"颠倒之术"——竟贯彻于医、道、儒，以及后来释氏之禅修，即内功真谛领域，但大多由之而鲜知。读者不能忽视此传统内修真传之源！

[20] 穷究得出颠倒之术所探之原。

[21] 颠倒之术，即探阴阳之原：阴阳之原，即生克对象的神，父精母血合成之命根。阴阳两极基于情投意合之恩爱而相生，相生中即含"害生于恩"之克，直至相克至主宰形体之神竭绝而死，成为顺生不生！故欲求相生而预防相克之危害，则唯"顺死逆生"。这即是颠倒之术的逻辑，故曰"逆死不死，逆之有生"。

[22] 窈冥之中有神：窈冥即恍惚，但不是昏聩，而是"其中有物、有信、有精，其精甚真"。

[23] 昏默之中有神：昏昏默默不同于昏沉，内含一灵默照之神。

[24] 视听之中有神：人们所以能视、听、言、动者，因有神在其中主宰也。神含气，即真与道的体现。古人既知其中有物、其中有信、其中有精，且其精甚真，又不知其名，而强名曰神、曰真、曰道。以现在的条件观察，皆微观物质，为什么要谈道色变而作"封"与"旧"反之破之？视听言动中因神的主宰，最能体现"顺生不生，逆死不死"：顺行外向消耗竭绝而死，逆返即"非礼（同'体'，指道体经窍）勿视听言动"，眼不看神藏于肝，耳不听神藏于肾，舌不言神藏于心，四肢不动则神藏于脾，故神存则体存。如"克己复礼（同上）"则人体小天下可以"归仁"，在道家则名"守一"，即广成传黄帝"无视无听，抱神以静"。神即生身之本，故曰"仁"。

[25] 探其原而守神，精不摇矣：此言逆修颠倒之术过程中都具有抱神、守神，使神向良性方向发展，直至上文要求的不摇精而使

之固。

[26] 探其原而保精，神不驰矣：神存即所以保精，精固则神不驰，而守我形，壮我形。

[27] 精固神全，形安能散乎：精固神全，则形体不坏而长生不老矣。岂唯心创编？皆辩证唯物观也！

[28] 俞哉：肯定与感叹。

[29] 载之《外经》：此《外经》之所由来，并被冠篇首。

[30] 同游于无极之野：无穷无极，即清空一气，即大道之代名词。谓共修此至要之大道，同返无极，同游于无极之野。盖整套内修不外"从无到有，有又还无"而已。无极，即清空一气之太虚妙境。

[31] 陈士铎，即口述此《外经》者。本书所源本《外经微言》的"微言"二字之加，可释为"微言奥旨"，表高度赞赏，也可释为因陈氏于每篇末加附短评，面对博大之经文相对做自谦之词。

+·+

顺逆探原篇第二[1]

〔原　文〕

伯高太师问于岐伯曰：天师言颠倒之术，即探阴阳之原也。其旨奈何[2]？

岐伯不答。

再问。

曰唯唯。

三问。

岐伯叹曰：吾不敢再隐矣[3]！夫阴阳之原者，即生克之道也。颠倒之术者，即顺逆之理也。知颠倒之术，即可知阴阳之原矣[4]。

伯高曰：阴阳不同也。天之阴阳，地之阴阳，人身之阴阳，男女之阴阳，何以探之哉？

岐伯曰：知其原亦何异哉[5]？

伯高曰：请显言其原[6]。

岐伯曰：五行顺生不生，逆死不死[7]。生而不生者，金生水而克水，水生木而克木，木生火而克火，火生土而克土，土生金而克金，此"害生于恩"也[8]。死而不死者，金克木而生木，木克土而生土，土克水而生水，水克火而生火，火克金而生金，此"仁生于义"也[9]。夫五行之顺，相生而相克；五行之逆，不克而不生。逆之至者，顺之至也[10]。

伯高曰：美哉言乎！然，何以逆而顺之也？

岐伯曰：五行之顺，得土而化[11]；五行之逆，得土而神[12]。土以合之，土以成之[13]也。

伯高曰：余知之矣！阴中有阳，杀之内以求生乎；阳中有阴，生之内以出死乎？余与帝同游于无极之野也[14]。

岐伯曰：逆而顺之，必先顺而逆之[15]。绝欲而毋为邪所侵也[16]，守神而毋为境所移也[17]，炼气而毋为物所诱也[18]，保精而毋为妖所耗也[19]。服药饵以生其津，慎吐纳以添其液[20]，慎劳逸以安其髓，节饮食以益其气[21]，其庶几乎？

伯高曰：天师教我以原者全矣！

岐伯曰：未也。心死[22]则身生，死心之道，即逆之之功也[23]。心过死则身亦不生[24]，生心之道又顺之之功也[25]。顺而不顺，始成逆而不逆乎[26]？

伯高曰：志之矣！岂敢忘秘诲哉[27]？

陈士铎曰：伯高之问，亦有为之问也。顺中求逆，逆处求顺，亦死克之门也。今奈何求生于顺乎？于顺处求生，不若于逆处求生之为得[28]也。此一"逆"字，知者自知，迷者自迷。诸君自扪其心，知否？

〔解　要〕

〔1〕上篇谈到"颠倒之术，即探阴阳之原"，略而不详。本篇借伯高太师之问，乃有所深入。本篇的重点是：通过五行顺逆探原，得出顺生不生的"害生于恩"，与逆死不死的"仁生于义"两种不同结论。此每为人们所忽略，以致未老先衰。欲免于早衰早死者，应予精研。

〔2〕上篇仅原则提出，本篇追问其奥旨为何。

〔3〕秘而不宣，再三追问，才谓"吾不敢再隐矣！"对太师尚如是，可知求道之难！

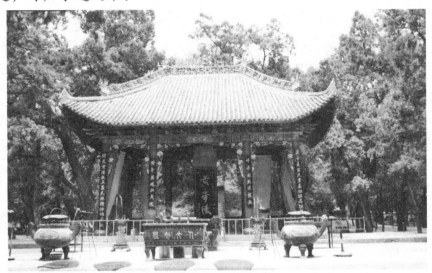

黄帝陵

〔4〕知颠倒之术，即可知阴阳之原矣：阴阳即可指男女，而五行也是阴阳四象的体现，具体反映为人体之五脏。

〔5〕知其原亦何异哉：用五行以概其原，天地人三才在其中矣。

〔6〕请显言其原：请显言而不用暗示。

〔7〕五行顺生不生，逆死不死：五行反映为男女阴阳、五行顺逆。

〔8〕此"害生于恩"也：以盈虚消长说明生克，即欲相生，必

然付出消耗而形成虚损，此即相生相克，故曰"害生于恩"。人每忽略，以至于有生无生。

[9] 此"仁生于义"也：仁，人体核心生命"性源"之代名词。义，宜也。仁得适宜之土，则得土而神，则土以成之，致成为逆死不死。土即意土，既可"土以合之"以达相生，又可颠倒为"土以成之"，不生不克，直至"得土而神"。道家以土为"真意"，为"黄婆"，顺逆生死，悉在此一念之"土"，故以五行概阴阳。

真意是什么？真意就是练功意守时返照玄关的心意，或正念，或一念，或灵觉。只要勿忘勿助，便可降伏心猿意马。"万念悉捐，一灵独炯"，此一灵，就是意守或返照玄关窍的真意。有此真意才能获得元神。真意是用于炼心的最重要功夫法门。

张三丰祖师教导："炼己的要求之一，就是要建立正念，扫除杂念"，并指出："不即不离，勿忘勿助，万念俱泯，一灵独存，谓之正念"。（马济人著《张三丰论内丹功法》）

梅自强注释：这里的"一灵"，为真意常惺，即随时保持真意的清醒；"独运"，即出玄入牝，即修炼者的真意要出玄关窍，入牝门。牝门是下丹田虚无窟子。反过来还要出牝入玄。修炼就是要从上到下、从下到上，上下往复多次。

张三丰祖师进一步解释道："所以正念是指在练功过程中不断排除杂念保持清醒的、集中精力练功的意念。"

元代陈虚白在《规中指南》中指出过："盖无念之念，谓之正念"。

总之，要无为，才有真意，只有真意，才能修道、成道。

[10] 逆之至者，顺之至也：逆死不死，而得不克之生。

[11] 五行之顺，得土而化：意土使两情和合，以至相生。

[12] 五行之逆，得土而神：真意主宰行颠倒之术，则化为神与形俱，经达成其神形俱妙，逆死不死。

[13] 土以合之，土以成之：顺逆死生，在于一念之土。

[14] 余与帝同游于无极之野也："无极"一词，首见于此。传

统哲理谓"无极生太极","易有太极,是生两仪",两仪者阴阳也;由阴阳而生四象,变五行、六气、八卦,而宇宙成。此从无到有,一本而万殊,万殊又归一本,人体小宇宙也。故"万物皆备于我,反身而诚"。"易"以日月像阴阳而成太极,反映为人体核心。医经以"颏"为名;道名"玄关",即"众妙之门",或简称"生主";孔子则直以"仁"比象,名目众多,皆暗示人体受之父母造端之始窍"玄关"。即后来岐伯在《外经·奇恒篇》明示之"脑为泥丸即上丹田",在两眼睛明之间鼻梁内外"筛骨",是天人交合处,亦即作为主宰形体的"神"之所在,修真的"真"之所在,亦十二经三百六十五络"纲"之所在,皆来自"无极"。"同游于无极之野"者,修真练功之代名词也。

[15] 逆而顺之,必先顺而逆之:即行颠倒之术。因较难,故曰"先顺而逆之"。

[16] 绝欲而毋为邪所侵也:欲深造到"真人",则必绝欲以筑基,而不能被外邪所侵蚀。

[17] 守神而毋为境所移也:守神,即抱神守一。

[18] 炼气而毋为物所诱也:炼气,即"万念俱泯,一灵独炯"以凝神。

[19] 保精而毋为妖所耗也:妖,美色之代名词。此操守之至难者!如有所损耗,则何由凝神聚气升化为丹?

[20] 服药饵以生其津,慎吐纳以添其液:强调综合修为,津即化神之灵液。

[21] 慎劳逸以安其髓,节饮食以益其气:髓藏气,劳耗气,故必慎劳逸,戒恣食大饮。

[22] 心死:万念悉捐之代名词。

[23] 死心之道,即逆之之功也:不死心则不能澄神。

[24] 心过死则身亦不生:心过死又成槁木死灰而无生机矣,故心必活泼泼的。

[25] 生心之道又顺之之功也:死心、生心,修道功程中的辩证

法即"假死"，所谓"要得人不死，且先如死人"。之所以是"假死"者，以有一灵独炯的返照之神，是即生心之道。

[26] 顺而不顺，始成逆而不逆乎：做到"心活泼泼的，息绵绵欲绝"，斯得之矣！

[27] 志之矣！岂敢忘秘诲哉："秘诲"可见于《灵枢·九针》，只少一问一答一记。何名"秘诲"？以记之者、参与者皆非局外人。

[28] 顺处求生，不若于逆处求生之为得：今求之于顺者多矣！唯动是从，搬运、吐纳皆是违背颠倒内向的外道外消之"顺"。

回天生育篇第三[1]

〔原　文〕

雷公[2]问曰：人生子嗣天命也，岂尽非人事乎？

岐伯曰：天命居半，人事居半也。

雷公曰：天可回乎？

岐伯曰：天不可回，人事则可尽也[3]。

雷公曰：请言人事。

岐伯曰：男子不能生子者，病有九；女子不能生子者，病有十也。

雷公曰：请晰言之。

岐伯曰：男子九病者：精寒也，精薄也，气馁也，痰盛也[4]，精涩也，相火过旺也，精不能射也，气郁也，天厌也。女子十病者：胞胎寒[5]也，脾胃冷也，带脉急也，肝气郁也，痰气盛也，相火旺也，肾水衰也，任督病也，膀胱气化不行也，气血虚而不能摄也。

雷公曰：然则治之奈何[6]？

岐伯曰：精寒者，温其火乎；精薄者，益其髓乎；气馁者，壮其气乎；痰盛者，消其涎乎；精濇者，顺其水乎；火旺者，补其精乎；精不能射者，助其气乎；气郁者，舒其气乎；天厌者，增其势乎，则男子无子而可以有子矣，不可徒益其相火也。胞胎冷者，温其胞胎乎；脾胃冷者，暖其脾胃乎；带脉急者，缓其带脉乎；肝气郁者，开其肝气乎；痰气盛者，消其痰气乎；相火旺者，平其相火乎；肾水衰者，滋其肾水乎；任督病者，理其任督乎；膀胱气化不行者，助其肾气以益膀胱乎；气血不能摄胎者，益其气血以摄胎乎，则女子无子而可以有子矣，不可徒治其胞胎也。

雷公曰：天师之言，真回天之法也。然用天师法，男女仍不生子奈何？

岐伯曰：必夫妇德行交亏也。修德以宜男，岂虚语哉[7]？

陈士铎曰：男无子有九，女无子有十，似乎女多于男也，谁知男女皆一乎？知不一而一者，大约健其脾胃为主，脾胃健而肾亦健矣[8]。何必分男女哉？

〔解　要〕

[1] 上天有好生之大德，故世俗以无后为大。因此，回天生育位列前茅。本篇是对不育症的专论。

[2] 雷公：黄帝的太子。

[3] 天不可回，人事则可尽也：尽人事即所以回天命。天者，自然规律也。

[4] 精寒也，精薄也，气馁也，痰盛也：纠正每以男子不育为命门火衰之弊。

[5] 胞胎寒：胞胎者，产胎息之所在，即下丹田也，非女子独有，男子亦有，且有明确的生理定位。

[6] 然则治之奈何：问如何治。

[7] 必夫妇德行交亏也。修德以宜男，岂虚语哉：德行交亏，首要归咎于纵欲。所谓"节欲必多男，贪淫每无后"也。至要之

德，首重节欲！

[8] 脾胃健而肾亦健矣：脾胃之气，后天之气也，无先天之肾气不生，故应脾肾两健。

—·—·—·—·—·—·—·—·—·—·—·—·—·—·—·—·—·—

天人寿夭篇第四[1]

〔原　文〕

伯高太师问于岐伯曰：余闻形有缓急，气有盛衰，骨有大小，肉有坚脆，皮有厚薄，可分寿夭，然乎？

岐伯曰：人有形则有气，有气则有骨，有骨则有肉，有肉则有皮。形必与气相合也，皮必与肉相称也，气血经络必与形相配也。形充而皮肤缓者寿[2]，形充而皮肤急者夭。形充而脉坚大者，气血之顺也，顺则寿。形充而脉小弱者，气血之衰也，衰则危。形充而颧不起者，肉胜于骨也，骨大则寿，骨小则夭。形充而大，肉䐃坚有分理者，皮胜于肉也，肉疏则夭，肉坚则寿。形充而大，肉无分理者，皮仅包乎肉也，肉厚寿，肉脆夭。此天生人，不可强也[3]。故见则定人寿夭，即可测人生死矣[4]。

少师曰：诚若师言，人之寿夭，天定之矣，无豫于人乎[5]？

岐伯曰：寿夭定于天，挽回天命者人也。寿夭听于天，戕贼其形骸，泻泄其精髓，耗散其气血，不必至天数而先夭者，天不任咎也[6]。

少师曰：天可回乎？

岐伯曰：天不可回而天可节[7]也。节天之有余，补人之不足，不亦善全其天命乎？

伯高太师闻之曰：岐天师真善言天也。世人贼天之不足，焉能留人之有余哉？

少师曰：伯高非知在人之天者乎？在天之夭难回也，在人之夭易延也。吾亦修吾之天，以全天命乎？

陈远公曰：天之夭难延，人之夭易延，亦训世延人之夭也。伯高之论，因天师之教而推广，不可轻天师而重伯高也。

[解　要]

[1] 此篇主要论述关系人类繁衍的寿夭，从天命谈到人事，重点在尽人事即所以胜天命，而不能听天由命，不尽人事反自戕其形骸，则咎在己而不在天也。作为今人，除节天之有余，即对生命能量珍惜节流外，既可借养生修真，又可从生活营养以开源，变夭为寿。

[2] 形充而皮肤缓者寿：充即充实；缓为舒展。如面色㿠白肥胖，则非实而难寿也。

[3] 此天生人，不可强也：此上天赐予，不可强求。彼亦时也，可作如是观。

[4] 见则定人寿夭，即可测人生死矣：表现即可测人生死矣。此亦时也，更多改观之法，而不能机械。

[5] 无豫于人乎：人不能干预吗？（解要者对以前"无豫于人乎"是持怀疑态度的，至于现在是否可以干预，那是另一回事，不在这里讨论。）

[6] 不必至天数而先夭者，天不任咎也：没有活足天年便早夭的，天不担责。仅追究原因犹不够，必于珍惜节流之外，再加以开源，变夭为寿，未尝不可也。

[7] 天不可回而天可节：天命不可违但天命可加以节约利用。节天之有余，再加开源，今应胜昔也。

命根养生篇第五[1]

〔原　　文〕

伯高太师复问岐伯曰：养生之道，可得闻乎？

岐伯曰：愚何足以知之？

伯高再问。

岐伯曰：人生天地之中，不能与天地并久者，不体天地之道[2]也。天赐人以长生之命，地赐人以长生之根。天地赐人以命根者，父母予之[3]也。合父母之精以生人之身，则精即人之命根[4]也。魂魄藏于精之中[5]，魂属阳，魄属阴。魂趋生，魄趋死。夫魂魄皆神[6]也，凡人皆有。神内存则生，外游则死[7]。魂最善游，由于心之不寂[8]也。广成子谓"抱神以静"者，正抱心而同寂[9]也。

伯高曰：夫精者，非肾中之水乎？水性主动，心之不寂者，不由于肾之不静乎？

岐伯曰：肾水之中有真火在[10]焉。水欲下而火欲升，此精之所以不静也[11]，精一动而心摇摇[12]矣。然而制精之不动，仍在心之寂也[13]！

伯高曰：吾心寂矣，肾之精欲动，奈何？

岐伯曰：水火原相须也，无火则水不安；无水则火亦不安。制心而精动者，由于肾水之涸也[14]，补先天之水以济心，则精不动而心易寂[15]矣。

陈远公曰：精出于水，亦出于水中之火也。精动，由于火动；火不动，则精安能摇乎？可见，精动由于心动[16]也。心动之极，则水火俱动矣！故安心为利精之法也[17]。

〔解　要〕

〔1〕此篇主题是论养生之道。养生不是修真，而是修真的基本功。养生的核心是命根，升化即修真的元神，而气含神内；分之可二，合之则一，故传到道家名性命，更揭示性有性源，命有命蒂。二者在未出生之前，浑然为一；既生之后，"天南地北"，分之为二。养生着重珍惜以有形之精为内涵的命根以延寿；修真则由"取坎填离"以还先天之浑然，再从"无中生有，有又还无"，即所谓"神与形全，神形俱妙"而成真。

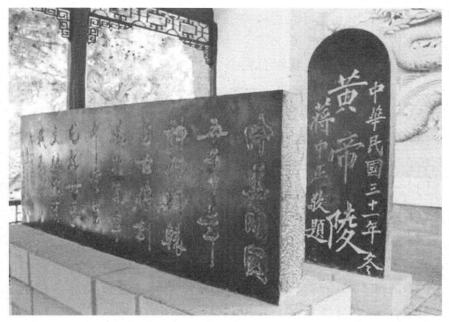

黄帝陵中孙中山、蒋中正所题碑刻

〔2〕不体天地之道：不能体察天地的道理。天地之道，不仅有春生夏长，更有秋收冬藏，归根复命而再生。人即失诸藏，消耗于己生之后，直至竭绝而死。

我们要体道养生，就要顺应天时养护我们的命根。父母之精以生人之身，精即人之命根也。我们养生，就是养护我们的命根。

〔3〕父母予之：天地即父母，含无极而太极哲理。

〔4〕精即人之命根：精即命根者，以其能化气化神。

[5] 魂魄藏于精之中：魂魄实即神气之异名。

[6] 魂魄皆神：神含气驭气，故皆神也，即修真之真也。

[7] 内存则生，外游则死：神向内蕴藏为生，向外游走发散为死。五脏六腑、十二经、三百六十五络，皆有神主宰，最显著的体现为视、听、言、动。

[8] 由于心之不寂：肉团的心怎样不动？心之机在目，故主神明。不寂者，有所外诱也，心肾不济也。

[9] 正抱心而同寂：抱心者，以神拥抱心之机，即首章"遂于大明之上"也，而非抱肉团之心。

[10] 肾水之中有真火在：医道皆以肾为坎（☵），即外阴内阳，故曰水中有火，医家曰肾阴肾阳。

[11] 水欲下而火欲升，此精之所以不静也：静心之法，即使水升火降，水火既济。

[12] 精一动而心摇摇：心动即神摇，神摇就会外视。故要求无视无听，使神返照，即拥抱心之机则不摇矣。

[13] 制精之不动，仍在心之寂也：欲心之寂，亦唯无视无听，抱神以静。由勉强到自然，方能澄神使寂。

[14] 制心而精动者，由于肾水之涸也：水涸无以济火，济涸之法，在于节流开源。

[15] 精不动而心易寂：先天之水即肾精，补益之法仍在于先节流或杜流，再结合服食以开源。

[16] 精动由于心动：心动即视觉导致神动。"慎汝内，闭汝外，多知为败"者，正对心动而立之法。

[17] 安心为利精之法也：安心，言之易而行之难，除"抱神守一"以凝神之外，还可继以"数息"，即借调息以抑制心动。

救母篇第六[1]

〔原　　文〕

容成[2]问于岐伯曰：天癸之水，男女皆有之，何以妇人经水谓之天癸乎？

岐伯曰：天癸水，壬癸之水也。壬水属阳，癸水属阴。二水者，先天之水也[3]。男为阳，女为阴，故妇人经水以天癸名之。其实壬癸未尝不合也。

容成曰：男子之精不以天癸名者，又何故欤？

岐伯曰：精者，合水火名之，水中有火，始成其精。呼精而壬癸之义已包于内，故不以天癸名之。

容成曰：精与经同一水也，何必两名之？

岐伯曰：同中有异也。男之精守而不溢；女之经满而必泄也。癸水者，海水也，上应月，下应潮。月有盈亏，潮有往来[4]，女子之经水应之，故潮汐月有信，经水亦月有期也。以天癸名之，别其水为癸水，随天运为转移耳。

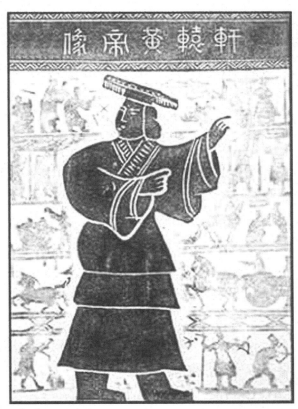

轩辕黄帝像

容成曰：其色赤者何也？

岐伯曰：男之精，阳中之阴也，其色白；女之经，阴中之阳也，其色赤。况流于任脉，通于血海，血与经合而成浊流矣。

容成曰：男之精亏而不溢者，又何也？

岐伯曰：女子阴有余，阳不足，故满而必泄；男子阳有余，阴不足，故守而不溢[5]也。

容成曰：味咸者何也？

岐伯曰：壬癸之水，海水也。海水味咸，故天癸之味应之。

容成曰：女子二七经行，稚女[6]不行经何也？

岐伯曰：女未二七，则任冲未盛，阴气未动，女犹纯阳也，故不行经耳[7]。

容成曰：女过二七，不行经而怀孕者又何也？

岐伯曰：女之变者也，名为暗经，非无经也。无不足，无有余，乃女中最贵者[8]。终身不字，行调息之功[9]，必长生也。

容成问曰：妇女经水上应月、下应潮，宜月无愆期[10]矣，何以有至有不至乎？

岐伯曰：人事之乖违也[11]。天癸之水，生于先天，亦长于后天也[12]。妇女纵欲伤任督之脉，则经水不应月矣[13]。怀抱忧郁以伤肝胆，则经水闭而不流矣[14]。

容成曰：其故何也？

岐伯曰：人非水火不生，火乃肾中之真火[15]，水乃肾中之真水[16]也。水火盛则经盛，水火衰则经衰。任督脉通于肾，伤任督未有不伤肾者。交接时纵欲泄精，精伤，任督之脉亦伤矣。任督脉伤，不能行其气于腰脐，则带脉亦伤，经水有至有不至矣[17]。夫经水者，火中之水也。水衰不能制火，则火炎水降，经水必先期至矣[18]；火衰不能生水，则水寒火冷，经水必后期至矣[19]。经水之愆期，因水火之盛衰也[20]。

容成曰：肝胆伤而经闭者，谓何？

岐伯曰：肝藏血者也，然又最喜疏泄。胆与肝为表里也，胆木气郁，肝木之气亦郁矣。木郁不达，任冲血海皆抑塞不通，久则血枯矣[21]。

容成曰：木郁何以使水之闭也？

岐伯曰：心肾无暂不交者也[22]。心肾之交接，责在胞胎[23]，亦责在肝胆也。肝胆气郁，胞胎上交肝胆，不上交于心，则肾之气亦不交于心矣。心肾之气不交，各脏腑之气抑塞不通，肝克脾，胆克胃，脾胃受克，失其生化之司，何能资于心肾乎[24]？水火未济，肝胆之气愈郁矣。肝胆久郁，反现假旺之象，外若盛，内实虚。肾因子虚，转去相济涸水，而郁火焚之，木安有余波以下泄乎？此木郁所以水闭也[25]。

鬼臾区问曰：气郁则血闭，血即经乎？

岐伯曰：经水非血也。

鬼臾区曰：经水非血，何以血闭而经即断乎？

岐伯曰：经水者，天一之水也，出于肾经，故以经水名之[26]。血闭者，经水则失动生之源，故血闭经断矣。

鬼臾区曰：水出于肾，色宜白矣，何赤乎？

岐伯曰：经水者，至阴之精，有至阳之气存焉，故色赤耳，非色赤即血也。

鬼臾区曰：人之肾有补无泻，安有余血乎？

岐伯曰：经水者，肾气所化，非肾精所泄也。女子肾气有余，故变化无穷耳[27]。

鬼臾区曰：气能化血，各经之血不从之而泄乎？

岐伯曰：肾化为经，经化为血，各经气血无不随之而各化矣。是以肾气通则血通，肾气闭则血闭也。

鬼臾区曰：然则气闭宜责在肾矣，何以心肝脾之气郁而经亦闭也？

岐伯曰：肾水之生，不由于三经；肾水之化，实关于三经也。

鬼臾区曰：何也？

岐伯曰：肾不通肝之气，则肾气不能开；肾不交心之气，则肾气不能上；肾不取脾经之气，则肾气不能成。盖交相合而交相化也[28]。苟一经气郁，气即不入于肾，而肾气即闭矣。况三经同郁，肾无所资，何能化气而成经乎？是以经闭者，乃肾气之郁，非止肝血之枯也[29]。倘徒补其血，则郁不宣反生火矣；徒散其瘀，则气益微反耗精矣。非惟无益，而转害之也[30]。

鬼臾区曰：大哉言乎！请勒之金石，以救万世之母乎。

陈远公曰：一篇救母之文，真有益于母者也。讲天癸无余义，由于讲水火无余义也。水火之不通，半成于人气之郁。解郁之法，在于通肝胆也，肝胆通则血何闭哉[31]？正不必又去益肾也。谁知肝胆不郁，而肾受益乎？郁之害，亦大矣！

[解　要]

[1] 此篇专门论述妇科两种主要常见疾病：月经不调和闭经。月经不调的病因归咎于纵欲，经闭的主要病因归咎于抑郁。前者治则在于节欲，后者治则在于疏肝解郁。如果从"治未病"着眼，前者应从本经第二章"害生于恩"警觉，共防未老先衰，则可大大减免愆期；后者则必乐观达观，不致肝郁为好。既病经闭矣，则药物治疗疏肝胆之郁外，还必须结合思想治疗，多加疏导，否则治疗难免事倍而功半也。随着社会发展，认识提高，经闭或有痰滞为祟者，亦有瘀血阻滞，以及因营养不良影响气血两虚而如水断源者，不过以抑郁病较多。

[2] 容成：为黄帝大臣，似为妇科专问，几问皆涉及妇女，对此竟被后世与养生修真背道而驰搞房中邪术者作为借口，说什么是容成公首创！位列三公之容成（见《史记》），岂能未闻修真至道"无摇汝精，无劳汝形"之训诫乎？

[3] 先天之水也：先天，指受之父母遗传。

[4] 月有盈亏，潮有往来：古人早已认识到天、地、人相应之客观规律。

[5] 男子阳有余，阴不足，故守而不溢：守而不溢，是就一般情况而言，如得至道诀窍内修，婚前体健者则每出现"满则溢"——小便后小溢，或偶尔夜卧不知而溢，但完全不同于遗精。

[6] 稚女：幼女。

[7] 女犹纯阳也，故不行经耳：纯阳不行经为正常，现今过多服食带激素的药物或食物，人为早熟早行经者为反常。

[8] 乃女中最贵者：曾见一例，其本人极贤良，不行经，两年一胎，子女都聪明，长、次二者皆荣贵。

[9] 终身不字，行调息之功：字，许配。传统"调息"是"调度息"而使神凝。盖一静一动，一无为一有为也。

[10] 愆（qián）期：延误日期。

[11] 人事之乖违也：即纵欲之雅言。

[12] 天癸之水，生于先天，亦长于后天也：其根既受之父母的遗传，也受后天的影响。

[13] 妇女纵欲伤任督之脉，则经水不应月矣：明示节欲的重要性。

[14] 怀抱忧郁以伤肝胆，则经水闭而不流矣：大多病因如是，亦有困于痰阻，或因他故导致气血两虚而水断源者。

[15] 火乃肾中之真火：水火即阴阳的同义词。

[16] 水乃肾中之真水：术语以坎中为真火即真阳，离中火为真阴。单就肾言，则为坎（☵）象，即外阴内阳。

[17] 带脉亦伤，经水有至有不至矣：因纵欲而伤者，现实尤多。

[18] 水衰不能制火，则火炎水降，经水必先期至矣：咸谓有"热"，实不足也。

[19] 火衰不能生水，则水寒火冷，经水必后期至矣：咸谓有"寒"，乃不足也。

[20] 经水之愆期，因水火之盛衰也：气血之虚盛实衰，乃过犹不及之差前错后。

[21] 木郁不达，任冲血海皆抑塞不通，久则血枯矣：因抑郁导

致经水断绝。

[22] 心肾无晷不交者也：晷（guǐ），古代用来计时的"日晷"，以正午日中为准。这里犹言无时不交，不交则病变矣。

[23] 心肾之交接，责在胞胎：《外经》故物重光，才知男女皆有"胞"以产胎息，故称胞胎，即下丹田。其有明确的生理定位，不像现气功的"下丹田"可任意所指。

[24] 何能资于心肾乎：心火欲降，无脾胃之资，则火升矣。

[25] 此木郁所以水闭也：反复论证抑郁的为害。

[26] 经水者，天一之水也，出于肾经，故以经水名之：明知故问，使后世咸知。

[27] 女子肾气有余，故变化无穷耳：有余则变化无穷，不足则变病无穷。

[28] 肾不取脾经之气，则肾气不能成。盖交相合而交相化也：脾肾乃生命之根与源也。

[29] 是以经闭者，乃肾气之郁，非止肝血之枯也：因伤肝，肾亦伤矣。

[30] 非惟无益，而转害之也：补攻皆不宜，而唯疏解。

[31] 肝胆通则血何闭哉：通肝胆一在药物，一在开导，方能事倍功半，单一则事半功倍。

红铅损益篇第七[1]

[原 文]

容成问曰：方士[2]采红铅接命，可为训乎[3]？

岐伯天师曰：慎欲者，采之服食延寿；纵欲者，采之服食丧躯[4]。

容成曰：人能慎欲，命自可延，何藉红铅乎？

岐伯曰：红铅，延景丹也[5]。

容成曰：红铅者，天癸水也。虽包阴阳之水火，溢满于外，则水火之气尽消矣，何以接命乎？

岐伯曰：公之言论天癸则可，非论首经之红铅也[6]。经水甫出户辄变色，独首经之色不遽变者，全其阴阳之气[7]也。男子阳在外，阴在内；女子阴在外，阳在内。首经者，坎中阳也。以坎中之阳补离中之阴，益乎，不益乎？独补男有益，补女有损。补男者，阳以济阴也；补女者，阳以亢阳也[8]。

容成曰：善。

陈远公曰：红铅何益于人，讲无益而成有益者，辨其既济之理也。谁谓方士非恃之以接命哉[9]？

〔解　要〕

[1] 此篇讨论女子首经，又名红铅者，是女子第一次行经的经，或开始破身之血？可能是后者。因始经孰知，况"出户辄色变，独首经之色不遽变"，显属后者，此问题之一。其次，从本篇讨论的侧面说明"丹""铅"与相对之"汞"的概念，非始于魏伯阳作"参同"之后，而是先已有之；再则，作为"三公"之容成，岂能为首创"房中术"者？特以其专攻妇科而探及此，竟成为后世搞不正之房中术者指为始作俑者。容成有知，必要求雪耻矣！

[2] 方士：俗称"方外之人"，其中绝大多数是为访道而非得道之士。

[3] 采红铅接命，可为训乎：持怀疑之问，目的在于否定，仅在求知其性质之损益，岂能据此作为创造"房中术"之始祖？

[4] 慎欲者，采之服食延寿；纵欲者，采之服食丧躯：从要求"勿摇精"观点着眼，采女子红铅者岂能不纵欲？故采红铅者必丧躯也。

[5] 红铅，延景丹也：一问一答，意在明确辩证。

[6] 非论首经之红铅也：首经或非始行之经的癸水，而是破身之血。以前者一出户即变色，后者不遽变而称为红铅。

[7] 全其阴阳之气：阴阳之气尚全。

[8] 补女者，阳以亢阳也：辩证阴阳，坎离即"取坎填离"。道家这些内丹术语，源出岐伯之口，如以"女子首经"为坎中之阳。

[9] 谁谓方士非恃之以接命哉：辩证物理，不应据此采战红铅接命。

+·+

初生微论篇第八[1]

〔原　　文〕

容成问曰：人之初生，目不能睹，口不能餐，足不能履，舌不能语。三月而后见，八月而后食，期岁而后行。三年而后言，其故何也？

岐伯曰：人之初生，两肾水火未旺也。三月而火乃盛，故两目有光也[2]。八月而水乃充[3]，故两龈有力也[4]。期岁则髓旺而膑生矣[5]。三年则精长而囟合矣[6]。男十六天癸通，女十四天癸化。

容成曰：男以八为数，女以七为数，予知之矣。天师于二八、二七之前，《内经》何未言[7]也？

岐伯曰：《内经》首论天癸者，叹天癸难生易丧也[8]。男必至十六而天癸满，年未十六皆未满之日也；女必至十四而天癸盈，年未十四皆未满之日也。既满既盈，又随年俱耗，示人宜守此天癸也[9]。

容成曰：男八八之后犹存，女七七之后仍在，似乎天癸之未尽也，天师何以七七、八八之后不再言之欤？

岐伯曰：予论常数^[10]耳。常之数可定，变之数不可定^[11]也，予所以论常不论变耳。

陈远公曰：人生以天癸为主，有则生，无则死也。常变之说，惜此天癸也。二七、二八之论，亦可言而言之，非不可言而不言也。

[解　要]

[1] 此篇借问答补《内经》之未论及者，并引出珍惜"天癸"之教言，以及勿机械观而应知常变。既变之不定，寿夭亦可操之于人也。

[2] 两目有光也：水火，指受之父母遗传的肾阴肾阳。肾阳，即分藏于十二经、三百六十五络的"精阳之气"，上入于目而为睛，即能视之神光。

[3] 八月而水乃充：即肾阴。

[4] 故两龈有力也：齿属肾。

[5] 期岁则髓旺而膑生矣：髓旺气充也。膑：膝盖骨。

[6] 三年则精长而囟合矣：囟（xìn），指婴儿头顶骨未合缝的地方，囟门。

[7] 《内经》何未言：指《内经》首篇未言及。

[8] 叹天癸难生易丧也：难生易丧，以致未老先衰，迄今尤众。

[9] 示人宜守此天癸也：何法使之守？唯"无视无听，抱神以静"，以及孔子所说"非礼勿视听言动"。

[10] 常数：正常人之寿数。

[11] 变之数不可定：变者，即可节天命之有余而延长，也可因戕贼而缩短，盖寿夭定于天而操之人也。

骨阴篇第九[1]

〔原　　文〕

鸟师[2]问于岐伯曰：婴儿初生，无膝盖骨何也？

岐伯曰：婴儿初生，不止无膝盖骨也，囟骨、耳后完骨皆无之。

鸟师曰：何故也？

岐伯曰：阴气不足也。阴气者，真阴之气[3]也。婴儿纯阳无阴，食母乳而阴乃生[4]。阴生而囟骨、耳后完骨、膝盖骨生矣。生则儿寿，不生则夭。

鸟师曰：其不生何也？

岐伯曰：三骨属阴，得阴则生，然亦必阳旺而长也[5]。婴儿阳气不足，食母乳而三骨不生，其先天之阳气亏也[6]。阳气先漓，先天已居于缺陷，食母之乳，补后天而无余，此三骨之所以不生也。三骨不生，焉能延龄乎？

鸟师曰：三骨缺一，亦能生乎？

岐伯曰：缺一则不全乎其人矣。

鸟师曰：请悉言之。

岐伯曰：囟门不合则脑髓空也，完骨不长则肾宫虚也，膝盖不生则双足软也。脑髓空则风易入矣，肾宫虚则听失聪矣，双足软则颠仆多矣。

鸟师曰：吾见三骨不全，亦有延龄者，又何故欤？

岐伯曰：三者之中，惟耳无完骨者亦有延龄，然而疾病不能无也。若囟门不合、膝盖不生，吾未见有生者，盖孤阳无阴也。

陈远公曰：孤阳无阴，人则不生，则阴为阳之天也。无阴者，无阳也。阳生于阴之中，阴长于阳之外。有三骨者，得阴阳之全也[7]。

[解　要]

[1] 这是继上篇《初生微论》之后，以"三骨"为主要内容，论述正常新生儿与存在先天缺陷导致反常的新生儿的差别，示意人们必须重视先天，以实现优生优育，庶不为儿女带来后患。

[2] 鸟师：古人"远取诸物"，观察物类至微。鸟师，即管鸟的古生物学家。

[3] 阴气者，真阴之气：即性命之"性"，即主宰形体之神。论述人的先天与阴阳的关系，即人的先天是发育不完全的。初生婴儿，膝盖骨、囟骨、耳后完骨皆无（发育不完全），其原因在于阴气不足。

[4] 食母乳而阴乃生：母乳化真阴之灵液，远非牛奶所能取代（增补）。从这也可知，喂食母乳对婴儿的重要性。个别女性为保持分娩后身体的形态美观而拒绝给小孩喂食乳汁，这是自私的表现，也是对婴儿的极大损害。

[5] 然亦必阳旺而长也：虽阳生于阴，但孤阴仍不长。

[6] 其先天之阳气亏也：归咎于父母之养蓄不够带来之后遗症。

[7] 有三骨者，得阴阳之全也：阴为阳的先天。无阴即无阳，阳生于阴。阴即静，必阴极静极，转而生阳。人多忽略，每谓"生命在于运动"，不知运动必须消耗生命，何能再生生命哉？故对衰老病人不宜。

卷
二

媾精受妊篇第十[1]

〔原　　文〕

雷公问曰：男女媾精而受妊者，何也？

岐伯曰：肾为作强之官，故受妊而生人也。

雷公曰：作强而何以生人也？

岐伯曰：生人者，即肾之技巧也。

雷公曰：技巧属肾之水乎，火乎？

岐伯曰：水火无技巧也。

雷公曰：离水火又何以出技巧乎？

岐伯曰：技巧成于水火之气也[2]。

雷公曰：同是水火之气，何生人有男女之别乎？

岐伯曰：水火气弱则生女，水火气强则生男[3]。

雷公曰：古云"女先泄精则成男，男先泄精则成女"，今曰"水火气弱则生女，水火气强则生男"，何也？

岐伯曰：男女俱有水火之气也[4]，气同至则技巧出焉，一有先后，不成胎矣[5]。男泄精，女泄气，女子泄精则气脱矣，男子泄气则精脱矣，焉能成胎？

雷公曰：女不泄精，男不泄气，何以受妊乎？

岐伯曰：女气中有精，男精中有气，女泄气而交男子之精，男泄精而合女子之气，此技巧之所以出也[6]。

雷公曰：所生男女，有强有弱，自分于父母之气矣，但有清浊寿夭之异，何也？

岐伯曰：气清则清，气浊则浊[7]，气长则寿，气促则夭[8]，皆本于父母之气也[9]。

雷公曰：生育本于肾中之气，余已知之矣。但此气也，豫于五脏七腑之气乎？

岐伯曰：五脏七腑之气，一经不至，皆不成胎[10]。

雷公曰：媾精者，动肾中之气也，与五脏七腑何豫乎？

岐伯曰：肾藏精，亦藏气。藏精者，藏五脏七腑之精也；藏气者，藏五脏七腑之气也，藏则俱藏，泄则俱泄[11]。

雷公曰：泄气者，亦泄血乎？

岐伯曰：精即血也。气无形，血有形，无形化有形，有形不能化无形也。

雷公曰：精非有形乎？

岐伯曰：精虽有形，而精中之气正无形也，无形隐于有形，故能静能动。动则化耳，化则技巧出矣。

雷公曰：微哉言乎[12]！请传之奕祀[13]，以彰化育焉。

陈士铎曰：男女不媾精，断不成胎。胎成于水火之气，此气即男女之气也。气藏于精中，精虽有形而实无形也。形非气乎，故成胎即成气之谓[14]。

［解　要］

［1］这是作为人类遗传工程的精彩唯物辩证。尽管远不及今日科学揭示的精卵结合，但在四千五百年前能认识到此，亦可谓凭脑、凭肉眼深入微妙矣。黄帝父子均好问，太子雷公更穷究到底，非圣哲孰能如此问答哉？谓"后人托名"之作的后人，果有其人，亦医道中值得推崇之佼佼者，以古人不具备现代条件也。

［2］技巧成于水火之气也：技巧形成于水火之气，而男精子、女卵子即藏于此气之中。

［3］水火气弱则生女，水火气强则生男：从长期临床实践观察验证，男强而养精蓄锐者每生男，所谓"节欲每多男，纵欲每绝后"也。

［4］男女俱有水火之气也：男女都有水火之气。性交前，女强于男者多生女，即弱被强食，验证精卵亦然。

〔5〕气同至则技巧出焉，一有先后，不成胎矣：男女水火之气同至则构成技巧一说，如有先后，则难以成胎。古人凭眼凭脑，尚不能明察精卵在微观中的演变，故只能以"作强、技巧"名之，几千年前能如此，盖亦彰显文明之光彩矣。

〔6〕此技巧之所以出也：精与气，即无形变有形之精子和卵子，是所谓技巧的来源。

〔7〕气清则清，气浊则浊：这也是朴素的唯物辩证。曾见其父酗酒神智昏浊，其子亦颇愚钝，欲优生者应有所知。

〔8〕气长则寿，气促则夭：气之所以促者，由于肺肾两虚，生子能不受此先天影响乎？当然，后天亦可培养弥补。

〔9〕皆本于父母之气也：做父母者如欲优生，免贻后患，当慎之！

〔10〕一经不至，皆不成胎：安知男女皆有胞，而"胞为神室，即下丹田也"，所有"精髓气血"，皆集中于"脑为泥丸即上丹田"，而下于神室，故神室所贮之精，皆五脏七腑亦即十二经、三百六十五络之精，缺一不可。"精卵"即精中之"作强技巧"。

〔11〕肾藏精……泄则俱泄：男精女气，皆"精髓气血之集中升化"，即"脑藏精，骨藏髓，髓藏气，脉藏血"等"奇恒"之奇。

〔12〕微哉言乎：《外经》而加"微言"之微者类此，皆溢美之词。

〔13〕请传之奕祀：一代一代的盛大祭祀者，即子孙后代。

〔14〕故成胎即成气之谓：成胎即成无形之气，正含"有形"之精卵，特肉眼难见之，强名也。

社生篇第十一[1]

〔原　　文〕

少师[2]问曰：人生而白头，何也？

岐伯曰：社日生人，皮毛皆白，非止鬓发之白也[3]。

少师曰：何故乎？

岐伯曰：社日者，金日也。皮毛须鬓[4]皆白者，得金之气也。

少师曰：社日非金也，天师谓之金日，此余之未明也。

岐伯曰：社本土也，气属金，社日生人犯金之气。金气者，杀气也。

少师曰：人犯杀气，宜夭矣，何又长年乎？

岐伯曰：金中有土，土乃生气也。人肺属金，皮毛亦属金，金之杀气得土则生，逢金则斗。社之金气伐人皮毛，不入人脏腑，故得长年耳。

少师曰：社日生人皮毛髫髮不尽白者，又何故欤？

岐伯曰：生时不同也。

少师曰：何时乎？

岐伯曰：非巳午时，必辰戌丑未时也。

少师曰：巳午火也，火能制金之气宜矣。辰戌丑未土也，不助金之气乎？

岐伯曰：社本土也，喜生恶泄，得土则生，生则不克矣。

少师曰：同是日也，何社日之凶如是乎？

岐伯曰：岁月日时俱有神司之，社日之神与人最亲，其性最喜洁也，生产则秽矣。两气相感，儿身受之，非其煞之暴也。

少师曰：人生有记，赤如朱，青如靛，黑如锅，白如雪，终身不散何也？岂亦社日之故乎？

岐伯曰：父母交媾，偶犯游神，为神所指志[5]，父母之过也。

少师曰：色不同者，何欤？

岐伯曰：随神之气异也。

少师曰：记无黄色者，何也？

岐伯曰：黄乃正色。人犯正神，不相较也，故亦不相指；不相指，故罔所记耳。

陈远公曰：社日生人，说来有原有委，非孟浪成文者可比。

〔解　要〕

[1] 本篇论述，几千年前可谓言之成理，但问者仍不无疑惑。以现代观之，全身皮毛皆白，或形体痣记，是否近亲联姻或遗传导致？总不能说是由于游神所致，故应批判地继承。

[2] 少师：官名，教授太子及以下者。

[3] 社日生人句：社日：古代祭祀土地神的日子。鬏发，原书为鬐髮，前者为鬏的异体字，后者为发的繁体字。

[4] 须鬏：原书为鬚髯。鬚，须的繁体字。

[5] 志：标记。

天厌火衰篇第十二[1]

〔原　文〕

容成问曰：世有天生男子，音声如女子，外势如婴儿，此何故欤？

岐伯曰：天厌之也。

容成曰：天何以厌之乎？

岐伯曰：天地有缺陷，安得人尽皆全乎？

容成曰：天未尝厌人，奈何以天厌名之。

岐伯曰：天不厌，而人必厌也。天人一道，人厌即天厌矣。

容成曰：人何不幸成天厌也？

岐伯曰：父母之咎也[2]。人道交感，先火动而后水济之。火盛者生子必强，火衰者生子必弱。水盛者生子必肥，水衰者生子必瘦。天厌之人，乃先天之火微也[3]。

容成曰：水火衰盛，分强弱肥瘦宜也，不宜外阳之细小。

岐伯曰：肾中之火，先天之火，无形之火也；肾中之水，先天之水，无形之水也。火得水而生，水得火而长，言肾内之阴阳也。水生火则水为火之母，火生水则火为水之母也。人得水火之气以生身，则水火即人之父母也。天下有形不能生无形也，无形实生有形。外阳之生，实内阳之长也。内阳旺而外阳必伸，内阳旺者，得火气之全也。内阳衰矣，外阳亦何得壮大哉？

容成曰：火既不全，何以生身乎？

岐伯曰：孤阴不生，孤阳不长。天厌之人，但火不全耳，未尝无阴阳也。偏于火者，阳有余而阴不足；偏于水者，阴有余而阳不足也。阳既不足，即不能生厥阴之宗筋，此外阳之所以屈而不伸也，毋论刚大矣。

容成曰：善。

陈远公曰：外阳之大小，视水火之偏全，不视阴阳之有无耳，说来可听。

［解　　要］

[1] 本篇专门论述天厌之人生理变态之所由来，颇具朴素的唯物辩证观点。

[2] 父母之咎也：欲优生而不给子女留后遗者，当慎之！

[3] 先天之火微也：咎多在于其父。

经脉相行篇第十三[1]

〔原　文〕

雷公问曰：帝问脉行之逆顺若何，余无以奏也，愿天师明教以闻。

岐伯曰：十二经脉[2]有自上行下者，有自下行上者，各不同也。

雷公曰：请悉言之。

岐伯曰：手之三阴[3]从脏走手，手之三阳从手走头，足之三阳从头走足，足之三阴从足走腹，此上下相行之数也[4]。

雷公曰：尚未明也。

岐伯曰：手之三阴，太阴肺、少阴心、厥阴胞络也。手太阴从中府走大指之少商，手少阴从极泉走小指之少冲，手厥阴从天池走中指之中冲，皆从脏走手也[5]。手之三阳[6]，阳明大肠、太阳小肠、少阳三焦也。手阳明从次指商阳走头之迎香，手太阴从小指少泽走头之听宫，手少阳从四指关冲走头之丝竹空，皆从手走头也[7]。足之三阳[8]，太阳膀胱、阳明胃、少阳胆也。足太阳从头睛明[9]走足小趾之至阴，足阳明从头头维走足次趾之厉兑，足少阳从头前关走四趾之窍阴，皆从头走足也[10]。足之三阴[11]，太阴脾、少阴肾、厥阴肝也。足太阴从足大趾内侧隐白走腹之大包，足少阴从足心涌泉走腹之腧府，足厥阴从足大趾外侧大敦走腹之期门，皆从足走腹也[12]。雷公曰：逆顺若何？

岐伯曰：手之阴经，走手为顺，走脏为逆也；手之阳经，走头为顺，走手为逆也；足之阴经，走腹为顺，走足为逆也；足之阳经，走足为顺，走头为逆也。

雷公曰：足之三阴皆走于腹，独少阴之脉下行何也？岂少阴经易逆难顺乎？

岐伯曰：不然。天冲脉[13]者，五脏六腑之海也，五脏六腑皆禀焉。其上者，出于颃颡[14]，渗诸阳，灌诸精；下注少阴之大络，出于气冲，循阴阳内廉[15]入腘[16]中，伏行胻[17]骨内，下至内踝之后，属而别。其下者，并由少阴经渗三阴。其在前者，伏行出跗属，下循跗，入大趾间，渗诸络而温肌肉，故别络邪结，则跗上脉不动，不动则厥，厥则足寒矣[18]，此足少阴之脉少异于三阴，而走腹则一也。

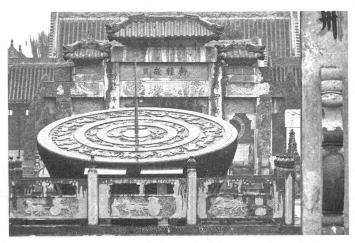

轩辕故里局部

雷公曰：其少异于三阴者为何？

岐伯曰：少阴肾经中藏水火，不可不曲折以行[19]，其脉不若肝脾之可直行于腹也。

雷公曰：其走腹则一者何？

岐伯曰：肾之性喜逆行，故由下而上，盖以逆为顺也[20]。

雷公曰：逆行宜病矣。

岐伯曰：逆而顺，故不病；若顺走，是违其性矣，反生病也[21]。

雷公曰：当尽奏之。

岐伯曰：帝问何以明之？

公奏曰：以言导之，切而验之，其髁必动，乃可以验逆顺之行也[22]。

雷公曰：谨奉教以闻。

陈远公曰：十二经脉，有走手、走足、走头、走腹之异，各讲得凿凿。其讲顺逆不同处，何人敢措一辞[23]？

[解　要]

[1] 此篇主要论述经脉的循行。黄帝鉴于原讲十二经之行有不够细致全面之处，有意借测验太子雷公，使之请教天师以便明确，是一篇微言奥旨。从而说明黄帝父子好学好问，为后世留遗产以利万民，诚不愧为圣帝！此篇细致精微的问答，可补《内经》之不足，而有助于中医经络之研究，以发挥其未知功能。

[2] 岐伯总具保守特点，在《外经》黄帝公开广成子所传至道之后，岐伯直言"吾不敢再隐矣！"面对太子雷公与太师等的追问，才公开或半公开不少经络窍要之隐秘，对于中医与修真皆属难得。在此，岐伯先仍含糊泛指，如只言走头走脏。十二经分六阴六阳，分别主宰人体五脏六腑，表里内外。其循行起止，一般习称"十二经起止于爪甲"，或"头为诸阳之首"。如问一端起止爪甲，另端泛指的头与脏，中医即无所谓，受真传者则知头即内修的"头"——开始修炼的门头；脏则被喻为炼丹的"士釜"。特别是人体造端始窍，亦即十二经、三百六十五络"巨系统"之纲之绪，生命之主，亦即岐黄泛指的"头"。作为现代科研，不能仅为中医针灸而研究经络，必结合传统内修经窍之要来研究经络，才能取得突破而发挥其未知的功能。既轻率对久失复得之《外经》盲目否定而不精研，又不眼光下看而求之不绝如缕之知真者，但谓"千古之谜"，能不负国家人民之期望？

[3] 手之三阴：手三阴，即两手阴面（手心面）的三条经脉，手太阴肺经、手少阴心经、手厥阴心包经。手三阴经从脏腑循行到手。

[4] 此上下相行之数也：在此，岐伯先仍含糊泛指，如只言走

头、走脏。

[5] 皆从脏走手也：这个"脏"，大体上都围绕中丹田膻（dàn）中内外。膻中，中医本指人体胸腹间的膈。后文有详尽论述。

[6] 手之三阳：手三阳，即两手阳面（手背）的三条经脉。手背向外，为阳面；手心向内，为阴面。对于人体而言，胸腹面向内，为阴面；背朝外，为阳面。对脚而言，脚背向外，为阳面；脚心向内，为阴面。

[7] 皆从手走头也：这个"头"，大体上都围绕"颃"或"交颃"，即上丹田玄关窍，此即受胎成形之始端。

[8] 足之三阳：足三阳，即足背面的三条经脉。脉为主，隐形传感，故可称为"隧"；络，小于脉而可见。

[9] 足太阳从头晴明：两大眼角晴明既是目的机要，又是上丹田旁卫，在微观下皆筛骨，中有无数小孔通达各神经，有"一以贯之"整体功能——在一定法则下意守返照。

[10] 皆从头走足也：皆围绕"颃"或"交颃"。

[11] 足之三阴：足三阴，即两足阴面的三条经脉。阴经阳经在足趾甲交接，使手足三阴三阳十二经结构如环无端。卫气营血每天日行于六阳经二十五遍，夜行于六阴经二十五遍，使人生存活动。呼吸停止，脉行亦停止，即生命之终止。

[12] 皆从足走腹也：腹仍围绕上腹胸部之膻中内外。

[13] 天冲脉：少阴肾脉之别名。

[14] 颃颡（háng sǎng）：咽喉。此处通足厥阴肝经。

[15] 内臁（lián）：臀部。

[16] 腘（guó）：膝部的后面。

[17] 胻（héng）：胫骨上部。

[18] 厥则足寒矣：肾脉体现先天之气，于此亦可见其特异。

[19] 少阴肾经中藏水火，不可不曲折以行：洞彻细微，孰能伪造此语？

[20] 肾之性喜逆行，故由下而上，盖以逆为顺也：以逆为顺，

故肾水上升，心火下降，则水火既济，否则变病矣。

[21] 若顺走，是违其性矣，反生病也：心肾不交，心烦失眠，即因肾水之顺行。

[22] 乃可以验逆顺之行也：孰能如此？天师何由知此？是即研究课题，不求之于后来居上之《外经》，如何能多集第一手素材以图突破？

[23] 何人敢措一辞：内、外两经，问世皆受怀疑。"何人敢措一辞"，岂仅远公言之，《医原》作者石寿棠亦言之。我们似不应轻率地以今薄古。

经脉终始篇第十四[1]

〔原 文〕

雷公问于岐伯曰：十二经之脉既有终始，《灵》《素》详言之，而走头、走腹、走足、走手之义，尚未明也，愿毕其辞[2]。

岐伯曰：手三阳从手走头，足三阳从头走足，乃高之接下也；足三阴从足走腹，手三阴从腹走手，乃卑之趋上也。阴阳无间，故上下相迎，高卑相迓[3]，与昼夜循环同流而不定耳。夫阴阳者，人身之夫妇也；气血者，人身之阴阳也。夫倡则妇随，气行则血赴。气主煦之，血主濡之[4]。乾作天门，大肠司其事也；巽作地户，胆持其权也；泰居艮，小肠之昌也；否居坤，胃之殃也。[5]

雷公曰：善！请言顺逆之别。

岐伯曰：足三阴自足走腹，顺也；自腹走足，逆也。足三阳自头走足，顺也；自足走头，逆也。手三阴自脏走手，顺也；自手走脏，逆也。手三阳自手走头，顺也；自头走手，逆也。夫足之三阴从足走腹，惟足少阴肾脉绕而下行，与肝脾直行者，以冲脉与之并行也，是以逆为顺也。

陈远公曰：十二经，有头腹手足之殊，有顺中之逆，有逆中之顺，说得更为明白。

〔解　要〕

[1] 本篇是继上篇进一步阐明十二经顺逆之所以然，而补《内经》言之不足。

[2] 愿毕其辞：请彻底阐明。

[3] 上下相迎，高卑相迓（yà）：迓，迎接，即高处与低处相迎。手三阳从手走头，是从上（手举起）走下，足三阳从从头走足，也是往下走，因此是高之下接。足三阴从足走腹，是从下往上，手三阴从腹走手，也是从下往上。此是卑之趋上也。因此是阴阳无间，上下相迎，高卑相迓。

[4] 气主煦之，血主濡之：阴阳气血即人的生命之能量流也，煦煦濡濡，运行不息而成为活力。

[5] 乾作天门，大肠司其事也：乾作天门，乾卦（☰）是《周易》第一卦（䷀），主卦和客卦都是一卦乾卦。卦象是天，特性是强健。象曰："天行健，君子以自强不息"。卦辞为"元亨利贞"。乾卦主显，是"显学"，天门就是玄关窍，属阳，经脉为手阳明大肠经，因此大肠司其事也。

[6] 巽作地户，胆持其权也：巽作地户，巽卦是《周易》五十七卦，是同卦，即主卦和客卦都是巽卦（☴），（䷸）为下巽上巽相叠，巽为风，两风相重，长风不绝，无孔不入。巽义为顺，谦逊的态度和行为可无往不利。其八卦对应胆，经脉为足少阳胆经，因此胆持其权也。

[7] 泰居艮，小肠之昌也：泰居艮，泰卦是《周易》第十一卦，"地天泰"，泰卦（䷊）为坤上（☷）乾下（☰）。地在上，表明地（阴）气下降，天在下，表明天（阳）气上升。在上的往下

降，在下的往上升，天地阴阳二气必然相互交融，万物通，滋养肠胃也，所以是小肠之昌也。

[8] 否居坤，胃之殃也：否居坤，否卦是《周易》第十二卦，"天地否"，正好与泰卦相反，否卦（☷）为乾上（☰）坤下（☷）。天（阳）气从上还要上升，地（阴）气从下再往下沉，天地阴阳二气方向相反，互不交融，万物生养不得畅通，为否。否者，闭也。脾胃要正常发挥消化吸收的功能，要依靠心和肾的作用。脾胃只有感受到心肾的温暖之气，才会发挥正常的功能。可是，由于否闭的作用，胃得不到天地阴阳二气的交融温煦，所以是胃之殃也。

- -

经气本标篇第十五[1]

〔原　　文〕

雷公问于岐伯曰：十二经气有标本乎？

岐伯曰：有之。

雷公曰：请言标本之所在。

岐伯曰：足太阳之本[2]在跟以上五寸中，标在两络命门；足少阳之本[3]在窍阴之间，标在窗笼之前；足少阴之本[4]在内踝下三寸中，标在背腧；足厥阴之本[5]在行间上五寸所，标在背腧；足阳明之本在厉兑，标在人迎颊挟颃颡；足太阴之本[6]在中封前上四寸中，标在舌本；手太阳之本[7]在外踝之后，标在命门之上一寸；手少阳之本[8]在小指次指之间上二寸，标在耳后上角下外眦；手阳明之本[9]在肘骨中上至别阳，标在颜下合钳上；手太阴之本[10]在寸口中，标在腋内动脉；手少阴之本[11]在锐骨之端，标在背腧；手心主之本[12]在掌后两筋之间二寸中，标在腋下三寸，此标本之所在也。

雷公曰：标本皆可刺乎？

岐伯曰：气之标本，皆不可刺也。

雷公曰：其不可刺何也？

岐伯曰：气各有冲，冲不可刺也。

雷公曰：请言气冲。

岐伯曰：胃气有冲，腹气有冲，头气有冲，胫气有冲，皆不可刺也。

雷公曰：头之冲何所乎？

岐伯曰：头之冲，脑也[13]。

雷公曰：胸之冲何所乎？

岐伯曰：胸之冲，膺与背腧也[14]，腧亦不可刺也。

雷公曰：腹之冲何所乎？

岐伯曰：腹之冲，背腧与冲脉及左右之动脉也[15]。

雷公曰：胫之冲何所乎？

岐伯曰：胫之冲，即脐之气街及承山、踝上以下，此皆不可刺也。

雷公曰：不可刺止此乎？

岐伯曰：大气之抟而不行者，积于胸中[16]，藏于气海，出于肺，循咽喉呼吸而出入也。是气海犹气街[17]也，应天地之大数，出三入一[18]，皆不可刺也。

陈远公曰：十二经气，各有标本，各不可刺。不可刺者，以冲脉之不可刺也。不知冲脉，即不知刺法也。

〔解　要〕

[1] 此篇言经气标本及气之要冲，直接关系针刺之忌，间接地对养生修真亦有参考作用，勿以为解要仅对医事而言。"标本"主要指经脉腧穴分布部位的上下对应关系。"标"原意是树梢，意为上部，与人体头面胸背的位置相应；"本"是树根，意为下部，与人体四肢下端相应。

[2] 足太阳之本：在跟以上五寸中的跗阳，标在两络命门的睛明。按真传骨度法，人体一寸约为手指直径或一节脊椎骨的高度，约现七市分许。

[3] 足少阳之本：在窍阴之间足窍阴，标在窗笼之前的听会。

[4] 足少阴之本：在内踝下三寸之交信、复溜，标在背腧与舌下两脉的肾腧、廉泉。

[5] 足厥阴之本：在行间上五寸所的中封，标在背腧的肝腧。

[6] 足太阴之本：在中封前上四寸中的三阴交，标在背腧与舌本的脾腧、廉泉。

[7] 手太阳之本：在外踝之后的养老，标在命门之上一寸的攒竹。

[8] 手少阳之本：在小指次指之间上二寸的中渚，标在耳后上角下外眦与目外眦之丝竹空。

[9] 手阳明之本：在肘骨中上至别阳的曲池，标在颜下合钳上之迎香。

[10] 手太阴之本：在寸口之太渊，标在腋内动脉之中府。

[11] 手少阴之本：在锐骨之端的神门，标在背腧的心腧。

[12] 手心主之本：即手厥阴之本，在掌后两筋之间二寸之内关，标在腋下三寸之天池。

[13] 头之冲，脑也：脑非泛指脑袋，而是应参酌本经《奇恒篇》"脑为泥丸即上丹田"，约为西医解剖的脑垂体部位。脑在内经名颏或内眦，亦即本经首章"大明之上"由表及里，传到道家老子以"众妙之门"暗示，庄子称"养生主"，老庄之徒称"玄关"等，约有三十来个别名，喻为人体受胎成形之始窍，十二经、三百六十五络之"纲"，值得科学研究。

[14] 胸之冲，膺与背腧也："膺"古称"拳拳服膺"，实即膻中由表及里，与后背背腧，其中可能大有明堂？孟子"现于面，盎于背，施于四体"；道家"五行攒簇"，即由背腧之别名夹脊关突破而施于四体——由手足三阳，旋回手足三阴，攒簇于膺，也都值得

实验。不过非轻易举措，是浩然之气形成的高层次功夫。

[15] 背腧与冲脉及左右之动脉也：又是背腧与任督要冲之冲脉为动脉，其中颇具内修机要。

[16] 大气之抟而不行者，积于胸中：膺之泛指，实即作为"土釜"之中丹田也。

[17] 是气海犹气街：气海犹气街，无孔之窍道也，下焦寒邪多由此感受。

[18] 出三入一：人体小天地涵三才之气，故曰"出三"，人天地灵阳之清空一气也。此一气实即道气、混沌的一阳之气，故称"道"。盖可"为天下之父母"之气，即一切飞潜动植物赖以生以养之生气。老子所谓"吾不知其名，字之曰道"。

脏腑阐微篇第十六[1]

〔原　文〕

雷公问于岐伯曰：脏止五乎，腑止六乎？

岐伯曰：脏六腑七也。

雷公曰：脏六何以名五也？

岐伯曰：心、肝、脾、肺、肾，五行之正也，故名五脏。胞胎非五行之正也，虽脏不以脏名之[2]。

雷公曰：胞胎何以非五脏之正也？

岐伯曰：心，火也；肝，木也；脾，土也；肺，金也；肾，水也。一脏各属一行。胞胎处水火之歧，非正也，故不可称六脏也。

雷公曰：肾中有火，亦水火之歧也，何肾称脏乎？

岐伯曰：肾中之火，先天火也[3]，居两肾中，而肾专司水也。胞胎上系心、下连肾，往来心肾[4]，接续于水火之际，可名为火，亦可名为水[5]，非水火之正也。

雷公曰：然则胞胎何以为脏乎？

岐伯曰：胞胎处水火之两歧，心肾之交，非胞胎之系不能通达上下[6]，宁独妇人有之，男子未尝无也。吾因其两歧置于五脏之外，非胞胎之不为脏也[7]。

雷公曰：男女各有之，亦有异乎？

岐伯曰：系同而口异也。男女无此系，则水火不交，受病同也；女系无口则不能受妊。是胞胎者，生生之机，属阴而藏于阳，非脏而何？

雷公曰：胞胎之口，又何以异？

岐伯曰：胞胎之系，上出于心之膜膈，下连两肾，此男女之同也。惟女下大而上细，上无口而下有口，故能纳精以受妊[8]。

雷公曰：腑七而名六何也？

岐伯曰：大肠、小肠、膀胱、胆、胃、三焦、胞络，此七腑也。遗胞络不称腑者，尊帝耳[9]。

雷公曰：胞络可遗乎？

岐伯曰：不可遗也。胞络为脾胃之母，土非火不生，五脏六腑之气咸仰于心君。心火无为[10]，必藉胞络有为，往来宣布，胃气能入，脾气能出，各脏腑之气始能变化也。

雷公曰：胞络既为一腑，奈何尊帝遗之？尊心为君火，称胞络为相火，可乎？

岐伯曰：可。请登之《外经》，咸以为则[11]。

陈远公曰：脏六而言五者，言脏之正也；腑七而言六者，言腑之偏也。举五而略六，非不知胞胎也；举六而略七，非不知胞络也。有雷公之问，而胞胎、胞络，昭于古今矣[12]。

［解　要］

［1］本篇既名"脏腑阐微"，其中便含微言奥旨，而不能走马

观花，以为仅仅是五脏六腑与六脏七腑的补充论证，为补《内经》之不足而已，恰好微与奥正在此一脏一腑之间。虽经问答而有所揭示，但仍有保守之处，故不但要结合本经《奇恒》才能知胞胎之奥蕴，尤必结合《阴符经》始知"心之机在目"，以及胞胎、胞络实为一脉真传上下丹田机要的论证，犹保留其部位具体之所在。彼无视上丹田玄关一窍之所以然，以为下丹田可作为内修门径，或可任意创编指点，尚侈言"各有师承，人有高低"者，皆谬误也。

[2] 胞胎非五行之正也，虽脏不以脏名之：以胞胎腑而能藏，故可名脏，被列入"奇恒"。

[3] 肾中之火，先天火也：先天，即受之父母遗传的无形之火。

[4] 胞胎上系心、下连肾，往来心肾：胞胎者，产胎息而作为呼之根也，随呼吸之上下而连心肾。心肾者非一个肉团两个腰，乃"心之机在目"，即鼻端双窍内眦。肾则命宫，亦即坎宫，正由先天乾坤蜕化之坎离宫厥也，唯获真传者有知。

[5] 可名为火，亦可名为水：既可名腑，又可名脏，正以其藏肾水之阴也。

[6] 非胞胎之系不能通达上下：雷公之问，已知其然，而追究其所以然。

[7] 非胞胎之不为脏也：此《内经》之阙如，"男子未尝无，有胞才能产胎息"。因其藏阴，故腑可名脏。阴者，肾精也。

[8] 故能纳精以受妊：深入细微，非圣哲天师孰能洞察及此？惜乎，高明之士，不精读此论而持否定，不无轻率，安得探索经隧穴窍而得突破哉？

[9] 遗胞络不称腑者，尊帝耳：古人凭肉眼对五脏六腑，或六脏七腑，以及十二经、三百六十五络、三百五十四穴了若指掌，有因尊帝而定名，但保守了无孔窍道之秘，而必循规"秘诲"。

[10] 心火无为：心火离火也，岂为肉团之心？而是根蒂于上丹田离宫之中，故必赖胞络上下相连。其上则"心之机在目"之内眦，其下则肾之"小心真主"，故命门亦相火之属。

[11] 请登之《外经》，咸以为则：贤哉！太子雷公，功垂万世。

[12] 胞胎、胞络，昭于古今矣：黄帝受真传于在位第十九年，晚年始公开广成子之传。岐伯因彼此相知而心照不宣，迨至黄帝公开，其奉旨阐明，才有所公开或仍只半公开。盖已大补《内经》之不足矣！岂能轻视《外经》之一翼哉？

+-+

考订经脉篇第十七[1]

〔原　　文〕

雷公问于岐伯曰：十二经脉天师详之，而所以往来相通之故，尚未尽也，幸宣明奥义，传诸奕祀[2]，可乎？

岐伯曰：可。肺属手太阴。太阴者，月之象也。月属金，肺亦属金。肺之脉走于手，故曰手太阴也。起于中焦胃脘之上，胃属土，土能生金，是胃乃肺之母也。下络大肠者，以大肠亦属金，为胃之庶子。而肺为大肠之兄，兄能包弟，足以网罗之也，络即网罗包举之义。循于胃口者，以胃为肺之母，自必游熙于母家，省受胃土之气也。肺脉又上于膈，胃之气多，必分气以给其子，肺得胃母之气，上归肺宫，必由膈而升。肺受胃之气，肺自成家，于是由中焦而脉乃行，横出腋下，畏心而不敢犯也。然而肺之脉实通于心，以心为肺之君，而肺乃臣也，臣必朝于君，此述职之路也。下循臑内，行少阴心主之前者，又谒相之门也。心主即心胞络，为心君之相，胞络代君以行事。心克肺金，必借心主之气以相刑，呼吸相通，全在此脉之相联也。肺禀天玉之尊，必奉宰辅之令，所以行于少阴心主之前而不敢缓也。自此而下于肘中，乃走于臂内，由臂而走于寸口、鱼际，皆肺脉相通之道。循鱼际出大指之端，为肺脉之尽。经脉尽，复行，从腕后直出次指内臁，乃旁出之脉也[3]。

雷公曰：脾经若何？

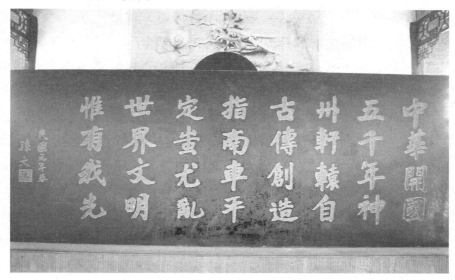

黄帝陵之孙中山题词碑刻

岐伯曰：脾乃土脏，其性湿，以足太阴名之。太阴之月，夜照于土，月乃阴象，脾属土，得月之阴气，故以太阴名之。其脉起于足之大趾端，故又曰足太阴也。脾脉既起于足下，下必升上，由足大趾内侧肉际，过横骨后，上内踝前臁，上踹内，循胫骨后，交出厥阴之前，乃入肝经之路也。夫肝木克脾，宜为脾之所畏，何故脉反通于肝？不知肝虽克土，而肝亦能成土，土无木气之通，则土少发生之气，所以畏肝而又未尝不喜肝也，交出足厥阴之前，图合于肝木耳。上膝股内前臁，入腹者，归于脾经之本脏也。盖腹脾之正宫，脾属土，居于中州，中州为天下之腹[4]，脾乃人一身之腹也。脾与胃为表里，脾内而胃外，脾为胃所包，故络于胃。脾得胃气，则脾之气始能上升，故脉亦随之上膈，趋喉咙而至舌本，以舌本为心之苗，而脾为心之子，子母之气自相通而不隔也。然而舌为心之外窍，非心之内庭也，脾之脉虽至于舌，而终未至于心，故其支又行，借胃之气，从胃中中脘之外上膈，而脉通于膻中之分[5]，上交于手少阴心经，子亲母之象也。

雷公曰：心经若何？

岐伯曰：心为火脏，以手少阴名之者，盖心火乃后天也，后天者有形之火也，星应荧惑，虽属火而实属阴，且脉走于手，故以手少阴名之。他脏腑之脉皆起于手足，心脉独起于心，不与众脉同者，以心为君主，总揽权纲，不寄其任于四末也。心之系五脏六腑无不相通，尤通者，小肠也。小肠为心之表，而心实络于小肠，下通任脉，故任脉即借小肠之气以上通于心，为朝君之象也。心之系又上与肺相通，挟咽喉而入于目，以发其文明之彩也[6]。复从心系上肺，下出腋下，循臑内后廉，行手厥阴经心主之后，下肘，循臂，至小指之内出其端，此心脉系之直行也。又由肺曲折而后并脊直下，与肾相贯串，当命门之中，此心肾既济之路也。夫心为火脏，惧畏水克，何故系通于肾，使肾有路以相犯乎？不知心火与命门之火，原不可一日不相通也。心得命门之火则心火有根，心非肾水之滋则心火不旺，盖心火必得肾中水火以相养，是以克为生也。既有肾火肾水之相生，而后心之系各通脏腑，无扞格之忧矣。由是而左通于肝。肝本属木为生心之母也，心火虽生于命门先天之火，而非后天肝木培之，则先天之火气亦不旺，故心之系通于肝者，亦欲得肝木相生之气也。肝气既通，而胆在肝之旁，通肝即通于胆，又势之甚便者。况胆又为心之父，同本之亲尤无阻隔也。由是而通于脾。脾乃心之子也，虽脾土不藉心火之生，然胃为心之爱子，胃土非心火不生。心既生胃，生胃必生脾，此脾胃之系所以相接而无间也。由是而通于肺。火性炎上而肺叶当之，得毋有伤？然而顽金非火不柔，克中亦有生之象，倘肺金无火，则金寒水冷，胃与膀胱之化源绝矣，何以温肾而传化于大肠乎？由是而通于心主。心主即膻中胞络也，为心君之相臣，奉心君以司化。其出入之经，较五脏六腑更近，真有心喜亦喜、心忧亦忧之象，呼吸相通，代君司化以使令夫三焦，俾上中下之气，无不毕达，实心之系通之也[7]。

雷公曰：肾经若何？

岐伯曰：肾属水，少阴正水之象。海水者，少阴水也，随月为盈虚，而肾应之，名之为足少阴者，脉起于足少阴之下也。由足心而上，循内踝之后，别入跟中，上腨出腘，上股贯脊，乃河车之路，即任督之路也。然俱属于肾，有肾水而河车之路通，无肾水而河车之路塞；有肾水而督脉之路行，无肾水而督脉之路断，是二经之相通相行，全责于肾。故河车之路、督脉之路，即肾经之路也[8]。由是而行于肝，母入于子舍之义也。由是而行于脾，水行于地中之义也。过肝脾二经而络于膀胱者，以肾为膀胱之里，而膀胱为肾之表，膀胱得肾气而始化，正同此路之相通，气得以往来之耳。其络于膀胱也，贯脊会督而还出于脐之前，通任脉始得达于膀胱，虽气化可至，实有经可通而通之也。其直行者，又由肝以入肺，子归母之家也。由肺而上循喉咙，挟舌本而终，是欲朝君先通于喉舌也。夫肾与心虽若相克，而实相生，故其系别出而绕于心，又未敢遽朝于心君，注胸之膻中胞络，而后肾经之精上奉，化为心之液矣[9]，此君王下取于民之义，亦草野上贡于国之谊也。各脏止有一而肾有二者，两仪之象也。两仪者，日月也，月主阴，日主阳。似肾乃水脏，宜应月不宜应日，然而月之中未尝无阳之气，日之中未尝无阴之气，肾配日月，正以其中之有阴阳也，阴藏于阳之中，阳隐于阴之内，叠相为用，不啻日月之照临也。盖五脏六腑各有水火，独肾脏之水火处于无形，乃先天之水火[10]，非若各脏腑之水火，俱属后天也。夫同是水火，肾独属之先天，实有主以存乎两肾之间也。主者，命门也。命门为小心[11]，若太极之象，能生先天之水火，因以生后天之水火也，于是裁成夫五脏六腑，各安于诸宫，享其奠定之福，化生于无穷耳。

雷公曰：肝经若何？

岐伯曰：肝属足厥阴，厥阴者，逆阴也，上应雷火。脉起足大趾丛毛之际，故以足厥阴名之，雷火皆从地起，腾于天之上[12]，其性急，不可制抑。肝之性亦急，乃阴经中之最逆者，少拂其意，辄厥逆而不可止。循跗上，上踝，交出太阴脾土之后，上腘内廉，循腹，入阴毛中，过阴器，以抵于小腹，虽趋肝之路，亦趋脾之路也。

既趋于脾，必趋于胃矣。肝之系既通于脾胃，凡有所逆，必先犯于脾胃矣，亦其途路之熟也。虽然肝之系通于脾胃，而肝之气必归于本宫，故其系又走于肝叶之中。肝叶之旁有胆附焉，胆为肝之兄，肝为胆之弟，胆不络肝，而肝反络胆者，弟强于兄之义也。上贯膈者，趋心之路也。肝性急，宜直走于心之宫矣，乃不直走于心，反走膜膈，布于胁肋之间者，母慈之义也。慈母怜子，必为子多方曲折，以厚其藏胁肋正心宫之仓库也。然而其性正急，不能久安于胁肋之间，循喉咙之后，上入颃颡，连于目系[13]，上出额间，而会督脉于巅项，乃木火升上之路也。其支者，从目系下颊，环唇，欲随口舌之窍以泄肝木之郁火也。其支者，又从肝别贯膈，上注肺中，畏肺金之克木，通此经为侦探之途也。

雷公曰：五脏已知其旨矣，请详言六腑。

岐伯曰：胃经[14]亦称阳明者，以其脉接大肠手阳明之脉，由鼻颃[15]而下走于足也。然而胃经属阳明者，又非同大肠之谓。胃乃多气多血之腑，实有日月并明之象，乃纯阳之腑，主受而又主化也。阳主上升，由颃而游行于齿口唇吻，循颐颊耳前，而会于额颅，以显其阳之无不到也。其支别者，从颐后下人迎，循喉咙，入缺盆，行足少阴之外，下隔通肾与心包之气。盖胃为肾之关，又为心包之用，得气于二经，胃始能蒸腐水谷，以化精微也。胃既得二经之气，必归于胃中，故仍属胃也。胃之旁络于脾，胃为脾之夫，脾为胃之妇，脾听胃使，以行其运化者也。其直行者，从缺盆下乳内廉，挟脐而入气街。气街者，气冲之穴也，乃生气之源，探源而后气充于乳房，始能散布各经络也。其支者，起于胃口，循腹，过足少阴肾经之外，本经之里，下至气街而合，仍是取气于肾以助其生气之源也。由是而胃既得气之本，可下行以达于足，从气街而下髀关，抵伏兔，下膝膑，循胫下跗，入中趾之内庭而终者，皆胃下达之路也。其支者，从膝之下廉三寸别入中趾之外间，复是旁行之路，正见其多气多血，无往不周也。其支者，别跗上，入大趾间，出足厥阴，交于足太阴，避肝木之克，近脾土之气也。

雷公曰：请言三焦之经。

岐伯曰：三焦属之手少阳者，以三焦无形，得胆木少阳之气以生其火，而脉起于手之小指、次指之端[16]，故以手少阳名之。循手腕出臂，贯肘，循臑之外，行手太阳之里、手阳明之外，火气欲通于大小肠也。上肩，循臂臑，交出足少阳之后，正依附于胆木，以取其木中之火也。下缺盆，由足阳明之外而交会于膻中之上焦，散布其气，而络绕于心胞络之中焦，又下膈入络膀胱，以约下焦。若胃、若心胞络、若膀胱，皆三焦之气往来于上中下之际，故不分属于三经而仍专属于三焦也。然而三焦之气，虽往来于上中下之际，使无根以为主，则气亦时聚时散，不可久矣。讵知三焦虽得胆木之气以生，而非命门之火则不长。三焦有命门以为根，而后布气于胃，则胃始有运用之机；布气于心胞络，则心胞络始有运行之权；布气于膀胱，则膀胱始有运化之柄也。其支者，从膻中而上出缺盆之外，上项，系耳后，直上出耳上角，至颔，无非随肾之火气而上行也。其支者，又从耳后入耳中，出耳前，过客主人之穴，交颊，至目锐眦，亦火性上炎，随心包之气上行。然目锐眦实系胆经之穴，仍欲依附木气以生火气耳[17]。

雷公曰：请言心主之经。

岐伯曰：心主之经，即胞络之府也，又名膻中[18]。属手厥阴者，以其代君出治，为心君之相臣，臣乃阴象，故属阴。然奉君令以出治，有不敢少安于顷刻，故其性又急，与肝木之性正相同，亦以厥阴名之，因其难顺而易逆也。夫心之脉出于心之本宫，心胞络之脉出于胸中胞络，在心之外，正在胸之中，是脉出于胸中者，正其脉属于胞络之本宫也。各脏腑脉出于外，心与胞络脉出于中，是二经较各脏腑最尊也。夫肾系交于心胞络，实与肾相接，盖心主之气与肾宫命门之气[19]，同气相合，故相亲而不相离也[20]。由是下于膈，历络三焦，以三焦之腑气与命门、心主之气彼此实未尝异，所以笼络而相合为一，有表里之名，实无表里也。其支者，循胸中出胁，抵腋，循臑内行于太阴肺脾、少阴心肾之中，取肺肾之气以生心液也[21]。入肘，下臂，入掌内，又循中指以出其端。其支者，又由掌中循无名指以出其端，与少阳三焦之脉相交会，正显其同气相亲，表里如一也。夫心主与三焦两经也，必统言其相合者，盖三焦无形，借心主之气相通于上中下之间，故离心主无以见三焦之用，所以必合而言之也[22]。

雷公曰：请言胆经。

岐伯曰：胆经属足少阳者，以胆之脉得春木初阳之气，而又下趋于足，故以足少阳名之。然胆之脉虽趋于足，而实起目之锐眦[23]，接手少阳三焦之经也。由目锐眦上抵头角，下耳，循颈，行手少阳之脉前，至肩，上交出手少阳之后，以入缺盆之外，无非助三焦之火气也。其支者，从耳后入耳中，出走耳前，至目锐眦之后，虽旁出其支，实亦仍顾三

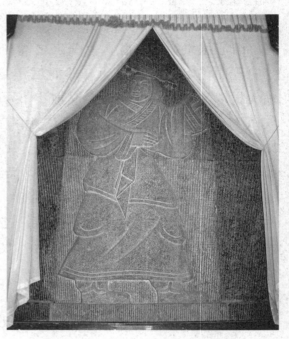

轩辕黄帝像

焦之脉也。其支者，别自目外而下大迎，合手少阳三焦，抵于颇下，下颈后，合缺盆以下胸中，贯膜膈"心胞络"，以络于肝。盖心胞络乃胆之子，而肝乃胆之弟，故相亲而相近也。弟胆虽肝之兄而附于肝，实为肝之表而属于胆，肝胆兄弟之分即表里之别也。胆分肝之气，则胆之汁始旺，胆之气始张，而后可以分气于两胁，出气街，绕毛际，而横入髀厌之中也。其直者从缺盆下腋，循胸过季胁，与前之入髀厌者相合，乃下循髀外，行太阳、阳明之间，欲窃水土之气以自养也。出膝外廉，下跗骨，以直抵绝骨之端，下出外踝，循跗上，入小趾、次趾之间，乃其直行之路也。其支者，又别跗上，

入大趾歧骨内出其端，还贯入爪甲，出三毛，以交于足厥阴之脉，亲肝木之气以自旺，盖阳得阴而生也[24]。

雷公曰：请言膀胱之经。

岐伯曰：膀胱之经属足太阳者，盖太阳为巨阳，上应于日，膀胱得日之火气，下走于足，犹太阳火光普照于地也。其脉起目内眦[25]，交手太阳小肠之经，受其火气也。上额交巅，至耳上角，皆火性之炎上也。其直行者，从巅入络脑，还出别下项，循肩膊内，挟脊两旁，下行抵于腰，入循膂，络肾，盖膀胱为肾之表，故系连于肾，通肾中命门之气，取其气以归膀胱之中，始能气化而出小便也。虽气出于肾经，而其系要不可不属之膀胱也。其支者，从腰中下挟脊以贯臀，入腘中而止，亦借肾气下达之也。其支者，从膊内别行，下贯脾膂，下历尻臀，化小便，通阴之器而下出也。过髀枢，循髀外，下合腘中，下贯于两端内，出外踝之后，循京骨至小趾外侧，交于足少阴之肾经，亦取肾之气，可由下而升，以上化其水也。

雷公曰：请言小肠之经。

岐伯曰：小肠之经，属手太阳者，以脉起于手之小指，又得心火之气而名之也。夫心火属少阴，得心火之气，宜称阴矣。然而心火居于内者为阴，发于外者为阳，小肠为心火之表也，故称阳而不称阴。且其性原属阳，得太阳之日气，故亦以太阳名之。其脉上腕，出踝，循臂，出肘，循臑行手阳明、少阳之外，与太阳胆气相通，欲得金气自寒，欲得木气自生也。交肩上，入缺盆，循肩，向腋下行，当膻中而络于心，合君相二火之气也。循咽下膈以抵于胃。虽火能生胃，而小肠主出不主生。何以抵胃？盖受胃之气运化精微而生糟粕，犹之生胃也。故接胃之气下行任脉之外，以自归于小肠之正宫，非小肠之属而谁属乎？其支者，从缺盆循颈颊，上至目锐眦，入于耳中，此亦火性炎上，欲趋窍而出也。其支者，别循颊，上䪼，抵鼻，至目内眦[26]，斜络于颧，以交足太阳膀胱之经，盖阳以趋阳之应也。

雷公曰：请言大肠之经。

岐伯曰：大肠之经名为手阳明者，以大肠职司传化，有显明昭著之意，阳之象也。夫大肠属金，宜为阴象，不属阴而属阳者，因其主出而不主藏也。起于手大指、次指之端，故亦以手名之。循指而入于臂，入肘，上臑，上肩，下入缺盆而络于肺，以肺之气能包举大肠，而大肠之系亦上络于肺也。大肠得肺气而易于传化，故其气不能久留于膈中，而系亦下膈，直趋大肠以安其传化之职。夫大肠之能开能阖，肾主之，是大肠之气化宜通于肾，何以大肠之系绝不与肾会乎？不知肺金之气即肾中水火之气也，肾之气必来于肺中，而肺中之气既降于大肠之内，则肾之气安有不入于大肠之中者乎？不必更有系通肾，而后得其水火之气，始能传化而开阖之也。其支者，从缺盆上颈贯颊，入下齿缝中，还出夹两口吻，交于唇中之左右，上挟鼻孔，正显其得肺肾之气，随肺肾之脉而上升之征也。

陈远公曰：十二经脉，各说得详尽，不必逐段论之。

〔解　　要〕

[1] 本篇对内经十二经脉的循行路线做了细致的考订。从这几篇对经络的阐述，可知经络的定名及含义，皆出自岐伯天师。值得深思的是，我们掌握了现代科研技术和手段，却仍不能探索或解释人体的经络，仍然将此视为"千古之谜"。古人究竟凭什么发明或发现人体的经络并对经络窍道了如指掌？李时珍含蓄的答案是："内景隧道惟返观者能照察之。"怎么叫"返观照察"？如何才能"返观照察"？岂意守下丹田而已？

[2] 传诸奕祀：见媾精受妊篇第十，解要 [13]。

[3] 经脉尽句：内臁（lián），从手太阴肺之经脉谈起。

[4] 中州为天下之腹：腹的体现主要为脾。

[5] 脉通于膻中之分：进一步解释膻中即内修窍要之一的中丹田表里的总称。

[6] 以发其文明之彩也：此节非同寻常，每为一般中医所忽

视。受过真传之士，则会刮目相看：①心脉独起于心，与众脉不同；②总揽权纲，不寄任四末；③系五脏六腑无不相通；④特别上通肺，入于目，以发其文明之彩。怎么理解？盖"心之机在目"，又"十二经、三百六十五络，其精阳之系上入于目而为睛"，联系"无视无听，抱神以静"，可知其奥蕴矣！

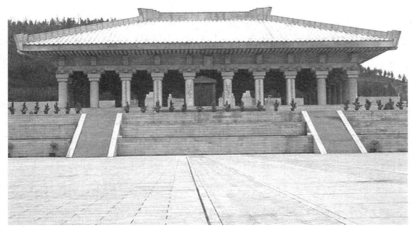

轩辕庙

［7］实心之系通之也：扦（hàn）格，互相抵触。以上言心脉之独特与五脏之关系，尤其是用"入于目以发其文明之彩"，暗示"心之机在目"的重大作用。

［8］即肾经之路也：河车者一上一下，前下后上，内修之小周天路径也。之所以为小周天者，历四方四隅而缺乏攒簇五行之中央戊己土也。

［9］而后肾经之精上奉，化为心之液矣：膻中即中丹田，心之灵液，化神之物质也。

［10］乃先天之水火：两仪与先天水火，即父母遗传者。

［11］主者，命门也。命门为小心：言命门而掩蔽门内，或门下之命宫。

命门穴位于人体的后背部脊柱上，腰椎的第二节下方凹陷处。

养生的关键就在于温养命门之火。

[12] 雷火皆从地起，腾于天之上：养生者在于涵养太和，勿令亢腾以自焚。

[13] 上入颃颡（háng sǎng），连于目系：目系者，内眦之外卫也。人们都知道嘴里有个嗓子眼儿通往气管和食道，但很少人知道人的嘴里还有一个眼儿通往鼻腔，这个眼儿就是在口腔上膛后面的颃颡。医学上利用颃颡这个鼻咽腔道抢救病人，就是鼻饲。张志聪《灵枢集注》载："颃颡者，腭之上窍，口鼻之气及涕唾，从此相通。"从预防和保健的角度来讲，平时保持颃颡的通畅很重要。道家内丹功静坐的时候都要求舌舐上膛，其实就是在交通任督二脉，平衡阴阳。起码颃颡里面不会有那么多鼻涕，也不会干燥上火。

[14] 胃经：此节主要言起于上丹田之胃经，内修首先受益。

[15] 鼻颈：内修之门径一窍。

[16] 脉起于手之小指、次指之端：端即指之尖端。

[17] 仍欲依附木气以生火气耳：以上言三焦。頔（zhuō），在三焦之经、胆经和小肠之经三部分中人体部位名，指眼眶下面的骨，相当于解剖学上的上颌骨与颧骨构成眼眶的下侧部分。

[18] 膻中：内修窍要之一的中丹田。

[19] 心主之气与肾宫命门之气：肾宫命门是二非一，这里泄露命宫即肾宫之机要。

[20] 同气相合，故相亲而不相离也：肾宫命门间有小心存焉。

[21] 取肺肾之气以生心液也：心中灵液，化神之物质也。

[22] 故离心主无以见三焦之用，所以必合而言之也：三焦有上中下之名与实而无形，借心胞络之气也。

[23] 实起目之锐眦：两外眼角，即外眦也。

[24] 阳得阴而生也：阴生阳也。

[25] 其脉起目内眦：即上丹田。

[26] 抵鼻，至目内眦：亦上丹田，大抵上说，六阳经一端多起止于此。

胞络配腑篇第十八^[1]

〔原　　文〕

天老问于岐伯曰：天有六气^[2]，化生地之五行，地有五行^[3]，化生人之五脏。有五脏之阴，即宜有五腑之阳矣，何以脏止五、腑有七也？

岐伯曰：心胞络，腑也，性属阴，故与脏气相同，所以分配六腑也。

天老曰：心胞络既分配腑矣，是心胞络即脏也，何不名脏而必别之为腑耶？

岐伯曰：心胞络，非脏也。

天老曰：非脏列于脏中，毋乃不可乎？

岐伯曰：脏称五不称六，是不以脏予胞络也；腑称六不称七，是不以腑名胞络也。

天老曰：心胞络非脏非腑，何以与三焦^[4]相合乎？

岐伯曰：胞络与三焦为表里，二经皆有名无形。五脏有形，与形相合；胞络无形，故与无形相合也。

天老曰：三焦为孤脏，既名为脏，岂合于胞络乎？

岐伯曰：三焦虽亦称脏，然孤而寡合，仍是腑，非脏也。舍胞络之气，实无可依，天然配合，非勉强附会也。

天老曰：善。

雷公曰：肺合大肠，心合小肠，肝合胆，脾合胃，肾合膀胱，此天合也。三焦与心胞络相合，恐非天合矣？

岐伯曰：胞络非脏而与三焦合者，胞络为里，三焦表也。

雷公曰：三焦腑也，何分表里乎？

岐伯曰：三焦之气本与肾亲，亲肾不合肾者，以肾有水气也，故不合肾而合于胞络耳。

雷公曰：胞络之火气出于肾，三焦取火于肾，不胜取火于胞络乎？

岐伯曰：膀胱与肾为表里，则肾之火气必亲膀胱而疏三焦矣。胞络得肾之火气，自成其腑，代心宣化，虽腑犹脏也。胞络无他腑之附，得三焦之依而更亲，是以三焦乐为表，胞络亦自安于里，孤者不孤，自合者永合也。

雷公曰：善。

应龙问曰：胞络，腑也，三焦亦自成腑，何以为胞络之使乎？

岐伯曰：胞络即膻中也，为心膜膈，近于心宫，遮护君主，其位最亲，其权最重，故三焦奉令，不敢后也。

应龙曰：胞络代心宣化，宜各脏腑皆奉令矣，何独使三焦乎？

岐伯曰：各脏腑皆有表里，故不听胞络之使，惟三焦无脏为表里，故胞络可以使之。

应龙曰：三焦何乐为胞络使乎？

岐伯曰：胞络代心出治，腑与脏同三焦听使于胞络，犹听使于心，故胞络为里，三焦为表，岂勉强附会哉？

应龙曰：善。

陈士铎曰：胞络之合三焦，非无因之合也；胞络之使三焦，因其合而使之也。然合者，仍合于心耳，非胞络之司为合也。

［解　要］

[1] 本篇除大臣天老首问外，继以太子君臣问，论述的似乎仅为医事，进而做细致入微的探讨。所以然者，恐不止用于医事，而是有更重要的"治未病"修真。岐黄虽公开或半公开源头，传到专攻、精攻的道家，则极尽奥蕴与归类比象，即以扼居督、任、冲要害的"三关九窍"，喻为四方四隅、四象八卦，即小周天。如到浩然之气形成，既和合四象，又攒簇五行，即在于中央立极，而成为"大周天"，盖即立膻中之中丹田，且进而安炉设鼎，建立"土釜"，

名为育孕"圣胎"。而土釜者，正是膻中之内的"绛宫"，亦即心的本官，上联"脑为泥丸之上丹田"，下系"胞为神室之下丹田"，而届于大功告成。此时的雷公与两大臣，无疑皆得"遂于大明之上"，受到真传者，特欲弄清中丹田之实质耳。类似上述，都应精研实验也。

胞络：又名膻中，即中丹田之泛指，属手厥阴。胞络无形，既不是脏，也不是腑。内有绛宫与土釜，是修真将告大成之所在，故特受重视。

［2］天有六气：六气者，风、热、暑、湿、燥、寒。

［3］地有五行：五行者，木、火、土、金、水。五行化生人之五脏——心、肝、脾、肺、肾。五脏属阴。人体小肠、胆、胃、大肠、膀胱、三焦，叫六腑。六腑属阳。

［4］三焦：三焦属手少阳，无形，分上、中、下三焦。上焦交会于膻中，中焦络绕于心胞络，下焦入络膀胱。三焦有命门以为根，而后布气于胃、心胞络和膀胱，而使之运用、运行和运化。三焦无形，虽亦称脏，然孤而寡合，仍是腑，非脏也。

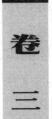

卷
三

胆腑命名篇第十九[1]

〔原　　文〕

胡孔甲问于岐伯曰：大肠者，白肠也。小肠者，赤肠也。胆非肠，何谓青肠乎？

岐伯曰：胆贮青汁，有入无出，然非肠，何能通而贮之乎？故亦以肠名之。青者，木之色，胆属木，其色青，故又名青肠也。

胡孔甲曰：十一脏取决于胆，是腑亦有脏名矣，何脏分五而腑分七也？

岐伯曰：十一脏取决于胆，乃省文耳，非腑可名脏也。

孔甲曰：胆既名为脏，而十一脏取决之，固何所取之乎？

岐伯天师曰：胆司渗，凡十一脏之气，得胆气渗之，则分清化浊，有奇功焉。

孔甲曰：胆有入无出，是渗主入而不主出也，何能化浊乎？

岐伯曰：清渗入则浊自化，浊自化而清亦化矣。

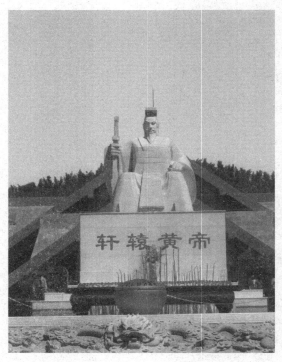

轩辕黄帝塑像

孔甲曰：清渗入而能化，是渗入而仍渗出矣。

岐伯曰：胆为清净之府。渗入者，清气也。遇清气之脏腑，亦以清气应之，应即渗之机矣，然终非渗也。

孔甲曰：脏腑皆取决于胆，何脏腑受胆之渗乎？

岐伯曰：大小肠膀胱皆受之，而膀胱独多焉。虽然膀胱分胆之渗，而胆之气虚矣。胆虚则胆得渗之祸矣，故胆旺则渗益，胆虚则渗损。

孔甲曰：胆渗何气则受损乎？

岐伯曰：酒热之气，胆之所畏也，过多则渗失所司，胆受损矣，非毒结于脑，则涕流于鼻也[2]。

孔甲曰：何以治之？

岐伯曰：刺胆络之穴，则病可已也。

孔甲曰：善。

陈士铎曰：胆主渗，十二脏皆取决于胆者，正决于渗也。胆不能渗，又何取决乎？

〔解　　要〕

[1] 本篇岂仅为胆腑命名哉？结合本经《奇恒篇》，可知胆在脏腑中所具之奇与特，此盖专论其奇特之所以然也。

[2] 酒热之气句，胆之所畏也，过多则渗失所司，胆受损矣，非毒结于脑，则涕流于鼻也：酒气伤胆，嗜酒者慎之！务防患于未然。

任督死生篇第二十[1]

〔原　　文〕

雷公问曰：十二经脉之外，有任督二脉，何略而不言也[2]？

岐伯曰：二经之脉不可略也，以二经散见于各经，故言十二经脉，而二经已统会于中矣[3]。

雷公曰：试分言之。

岐伯曰：任脉行胸之前，督脉行背之后也。任脉起于中极之下，以上毛际，循腹里，上关元，至咽咙，上颐循面，入目眦[4]，此任脉之经络也。督脉起于少腹以下骨中央[5]，女子入系廷孔，在溺孔之际，其络循阴器，合篡间，统篡后，即前后二阴之间[6]也，别绕臀，至少阴与巨阳中络者，合少阴，上股内后廉，贯脊属肾，与太阳起于目内眦[7]，上额交巅上，入络脑，至鼻柱[8]，还出别下项，循肩膊，挟脊，抵腰中[9]，入循膂，络肾。其男子循茎下至篡，与女子等。其少腹直上者，贯脐中央，上贯心[10]，入喉，上颐环唇，上系两目之下中央[11]，此督脉之经络也[12]。虽督脉止于龈交[13]，任脉止于承浆，其实二脉同起于会阴[14]。止于龈交者，未尝不过承浆；止于承浆者，未尝不过龈交。行于前者亦行于后，行于后者亦行于前，循环周流，彼此无间。故任督分之为二，合之仍一也[15]。夫会阴者，至阴之所也。任脉由阳行于阴，故脉名阴海；督脉由阴行于阳，故脉名阳海。非龈交穴为阳海，承浆穴为阴海也。阴交阳而阴气生，阳交阴而阳气生，任督交而阴阳自长，不如海之难量乎，故以海名之[16]。

雷公曰：二经之脉络，予已知之矣，请问其受病何如？

岐伯曰：二经气行则十二经之气通，二经气闭则十二经之气塞。男则成疝，女则成瘕，非遗溺即脊强也[17]。

雷公曰：病止此乎？

岐伯曰：肾之气必假道于任督，二经气闭，则肾气塞矣。女不受妊，男不射精，人道绝矣。然则任督二经之脉络，即人死生之道路也[18]。

雷公曰：神哉论也[19]！请载《外经》，以补《内经》未备。

陈士铎曰：任督之路，实人生死之途，说得精妙入神。

〔解　　要〕

〔1〕　此篇为"任督生死"之论,大补《内经》之未备,受到太子雷公的赞赏,称为神论。雷公的提问,《内经》仅略言,作为奇经八脉之纲领,亦即整体十二经、三百六十五络之纲领,在黄帝公开广成子所传至道,既言其窍要,岂无窍要所在之经脉?此经脉(包括主要经脉分支之络脉)虽仅陈述任督二脉,无疑在"秘诲"中必然还包括扼居任、督两脉要冲的太冲之脉。而三脉中除关系人们生死的"三关",本篇虽未言而另有专篇专论之外,膻中与胞胎,即中、下丹田,特别是作为"目内眦"的上丹田分散于本经有关篇章外,冲脉窍要,仍没有公开,特别是绛宫,也许即心的本宫,道家喻为中央"土釜",则皆未涉及。当然一般的知道者亦很难攀登,故仍保守也。我鉴于此珍贵遗产已如"皮之不存"者历30年,故于1982年后,不顾如"毛将安附"之清规,几番公开于"九层功法"高层次之中,可供有关科研检验,希对人体科学有所突破焉。

〔2〕　有任督二脉,何略而不言也:因知保守固多,在黄帝公开至道真传后,明知故问,以传天下。

〔3〕　二经已统会于中矣:十二经分六阴六阳,而归属此二脉,如是重要,为至道"一脉真传"之一脉,岂容不讲?

〔4〕　目眦:即《奇恒篇》所说上丹田泥丸宫,道家名为"玄关妙窍"。

〔5〕　少腹以下骨中央:实即会阴。

〔6〕　前后二阴之间:亦指会阴。

〔7〕　与太阳起于目内眦:又言上丹田。

〔8〕　鼻柱:至道点传时起点之"祖脉"鼻准头。

〔9〕　循肩膊,挟脊,抵腰中:指关系人生死的"三关"之一的夹脊关。

〔10〕　贯脐中央,上贯心:通过脐中央,可直贯心,即中央"土釜"。病变时常会心痛连背,背痛连心,这是由于冲脉位居要冲,在其中起调剂作用。

[11] 上系两目之下中央：两目之下中央，就是内眦的外表。

[12] 督脉之经络也：主经为经而隐形感传，络即小于经而可见者。

[13] 督脉止于龈交：龈交穴位于上龈中缝上面。

[14] 二脉同起于会阴：承浆在下齿中缝外，点明同起于会阴。有的气功将会阴作为下丹田来意守，不知丹经早有"此处污垢怎结丹"之说。

[15] 任督分之为二，合之仍一也：故称"缘督以为径"之"一脉真传"，读此始知任督合之则一脉，分之可二。其可分合处即上丹田玄关一窍，或称颃，或内眦，此窍有三四十种喻名。

[16] 故以海名之：海的含义如此。

[17] 非遗溺即脊强也：不是造成遗尿，就是脊柱强直的病症。

[18] 任督二经之脉络，即人死生之道路也：此言可生可死，还包括了关系人们生死的"三关"之顺死逆生，即人道顺生不生，仙道逆死不死。后者即颠倒之术。

[19] 神哉论也：此神论也，尚有"神乎其神"的颠倒之论。

阴阳二蹻篇第二十一[1]

〔原　文〕

司马问曰：奇经[2]八脉中有阴蹻、阳蹻之脉，可得闻乎？

岐伯曰：《内经》言之矣。

司马曰：《内经》言之，治病未验，或有未全欤？

岐伯曰：《内经》约言之，实未全也。阴蹻脉，足少阴肾经之别脉也。起于然骨之照海穴，出内踝上，又直上之，循阴股以入于阴。上循胸里[3]，入于缺盆，上出人迎之前，入于目下鸠，属于目眦之睛明穴[4]，合足太阳膀胱之阳蹻而上行，此阴蹻之脉也。阳蹻脉，足太阳膀胱之别脉也，亦起于然骨之下申脉穴，出外踝，下循仆参，郄[5]于附阳，与足少阳会于居髎，又与手阳明会于肩髃及巨骨，又与手太阳阳维会于臑腧，与手足阳明会于地仓及巨髎，与任脉、足阳明会于承泣，合足少阴肾经之阴蹻下行。此阳蹻之脉也。然而蹻脉之起止，阳始于膀胱而止于肾，阴始于肾而止于膀胱。此男子同然也，若女子微有异。男之阴蹻起于然骨，女之阴蹻起于阴股。男之阳蹻起于申脉，女之阳蹻起于仆参。知同而治同，知异而疗异，则阳蹻之病不至阴缓阳急，阴蹻之病不至阳缓阴急，何不验乎？

司马公曰：今而后，阴阳二蹻之脉昭然矣。

陈士铎曰：二蹻之脉，分诸男女，《内经》微别，人宜知之，不可草草看过[6]。

[解　要]

[1] 阴阳二蹻之脉，奇经八脉中之二脉也。李时珍继宋代张紫阳之后，作《奇经八脉考》，岂仅为治已病而考哉？盖为修真修道而研究经窍之作也。李氏在考证中，闭口不谈窍要，但含糊言"阴蹻之要"以掩盖"脑为泥丸即上丹田"之玄关一窍。以当时张、李皆未读到《外经》，李氏唯含蓄言"内景隧道，惟返观者能照察之"。实则"隧"指经络，"道"指用于针刺之有孔穴道。李氏更因用于内修的无孔窍道而考。作为"返观照察"，也非浅尝辄止者所能望其项背。务"必静必清"，久坐必有禅者，乃得知妙谛，岐伯天师即其人乎？否则何了如指掌？不过此只可为知者道，难为外人言也。以上可参考《辞源》"观"字条之"观鼻端白"引证释氏《楞严》之例证。

[2] 奇经：参读"奇经八脉"。八脉是奇经八脉的简称，指督脉、任脉、冲脉、带脉、阳维脉、阴维脉、阴蹻脉、阳蹻脉的总称。八脉犹如湖泊大泽，而十二经脉之气则犹如江河之水，经由奇经八

脉的调节、蓄积，使人体气血输布灌流组织之机能更加旺盛、有效率。

[3] 上循胸里：膻中之内中丹田，绛宫之别名。

[4] 目眦之睛明穴：上丹田，即"大明之上"的"大明"。

[5] 郄（qiè）：同"郤"的含义。

[6] 人宜知之，不可草草看过：意即非仅为治已病论此，内行人知阴阳二蹻与"大明之上"的玄关一窍关系密切。论蹻脉，实即公开论证上丹田。作为生命科学与经络科研，大有付诸实践检验之必要。

奇恒篇第二十二[1]

〔原　　文〕

奢龙问于岐伯曰：奇恒之腑与五脏并主藏精[2]，皆可名脏乎？

岐伯曰：然。

奢龙曰：脑、髓、骨、脉、胆、女子胞，既谓奇恒之腑，不宜又名脏矣？

岐伯曰：腑谓脏者，以其能藏阴也。阴者，即肾中之真水也。真水者，肾精也。精中有气，而脑、髓、骨、脉、胆、女子胞皆能藏之，故可名腑，亦可名脏也。

奢龙曰：修真之士[3]，何必留心于此乎？

岐伯曰：人欲长生[4]，必知斯六义，而后可以养精气、结圣胎[5]者也。

奢龙曰：女子有胞以结胎，男子无胞，何以结之？

岐伯曰：女孕男不妊，故胞属之女子，而男子未尝无胞也。男子有胞而后可以养胎息[6]，故修真之士，必知斯六者。至要者，则脑与胞也。脑为泥丸，即上丹田也[7]；胞为神室，即下丹田也[8]。骨藏髓，脉藏血，髓藏气，脑藏精，气血精髓，尽升泥丸[9]，下降于舌，由舌下华池，由华池下廉泉、玉英，通于胆，下贯神室[10]。世人多欲，故血耗气散，髓竭精亡也[11]。苟知藏而不泻，即返还之道也[12]。

奢龙曰：六者宜藏，何道而使之藏乎？

岐伯曰：广成子有言，毋摇精[13]，毋劳形[14]，毋思虑营营[15]，非不泻之谓乎[16]？

奢龙曰：命之矣[17]。

陈士铎曰：脑、髓、骨、脉、胆、女子胞，非脏也，非脏而以脏名之，以其能藏也，能藏故以脏名之[18]，人可失诸藏乎？

〔解　要〕

[1]　本篇是对养生修真机理与物质基础的重要揭示，是黄帝公开广成子所传至道之功法诀窍后，岐伯天师才继以半公开的机要。从中可以看出，后来道家清规与功法诀窍的不同名称，包括好些名词术语，都来源于广成、岐黄。经络有"奇经八脉"，脏腑有"奇恒六腑"。奇经，奇在不是正经却可以统帅正经，特别是任督合成的"缘督"之经，"前三田、后三关"扼居要害，为首上丹田一窍，可以"一以贯之"于全身十二经、三百六十五络。"奇恒"之奇，奇在腑也能藏，特别是其中的脑、髓、骨、脉，更藏气、血、精、髓，关系吾人生死。说"半公开"，是尚未明指脑与胞的具体位置所在，更有督、任两经之间的冲脉要冲，还潜伏三要窍于三田、三关之间，一般人于无知中既生又死而已。总之此篇很不寻常！非仅对"治已病"而言。另外，人们听到"长生"一词，难免大笑为"不可能！"安知本经皆为朴素唯物辩证，功法诀窍悉备，只缘于人们之难于藏而不泄，以致修者多、成者少。

[2]　奇恒之腑与五脏并主藏精：奇恒之腑一般来说指的是脑、

髓、骨、脉、胆、女子胞六个器官。"奇恒"之奇，奇在脏也能藏。因为这一类相对来说，它是一个密闭的组织结构，不与水谷直接接触，但是它有类似五脏心、肝、脾、肺、肾的储藏精气的作用，同时它的形状又有中空的状态，与六腑又相近。六腑的作用是传化、排泄，所以奇恒之腑具有藏精的作用，又有排泄疏导的功能。它与五脏不同，与六腑也不同，因此就把它概括称为奇恒之腑。这里的脑，不是大脑，而是"脑为泥丸，即上丹田也。"这里的胞，女子有胞，男子也有胞，"胞为神室，即下丹田也"。奇恒六腑非脏也，非脏而以脏名之，以其能藏也。能藏故以脏名之。

[3] 修真之士：岐黄修真，即道家炼丹，儒家修身。

[4] 人欲长生：长生的概念，可结合首篇"长生不老"相互论证。

[5] 养精气、结圣胎：即攒簇五行，引药归炉之喻。

[6] 男子有胞而后可以养胎息：胎息，即真人之息，它是在高度入静之后形成的绵绵若存之息，其特征是可以"息以踵"。

[7] 脑为泥丸，即上丹田也：上丹田即"大明之上"。鼻梁由表入里，其里即"泥丸"，道名性宫，大致相当于现代生理解剖的"脑垂体"位置。

[8] 胞为神室，即下丹田也：三田之内皆有神室，不过上丹田名性宫，中丹田名绛宫，其间皆有精与气升华之元神主宰，故丹经谓"三田皆有神"。

[9] 气血精髓，尽升泥丸："尽升泥丸"，犹《灵枢·邪气脏腑病形篇》所谓之"十二经三百六十五络，其气血皆上于面而走空窍"。

[10] 由华池下廉泉、玉英，通于胆，下贯神室：聚集于此，运用颠倒逆修的胎息（即"药物"和风火）以结丹。顺行用于生男育女，则相生相克，总之一顺一逆，一死一生。

[11] 世人多欲，故血耗气散，髓竭精亡也：纵欲耗尽精气则死。

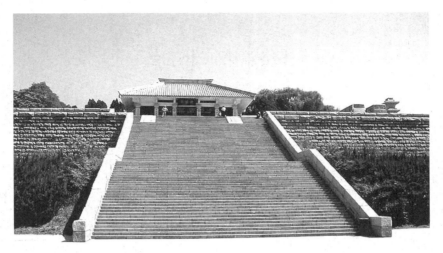

轩辕庙

[12] 苟知藏而不泄，即返还之道也：藏而不泄，可以自保；逆施"存照"，则可修真。

[13] 毋摇精：说的是毋动淫思以摇精，尚非泄精。

[14] 毋劳形：劳形以耗气，除劳动必须之外，衰老病者，则不能过劳，而应休养生息，使精力藏而不泄，以图自保康复。

[15] 毋思虑营营：识神用事，消耗精和气。

[16] 非不泄之谓乎：即藏而不泄矣。视听言动，即泄而不藏。

[17] 命之矣：谨遵此命。

[18] 能藏故以脏名之：藏即颠倒的体现，它贯穿在日常生活之中而不单指内修，如睡眠、休息，皆是藏，眼不视则神藏于肝，耳不听则神藏于肾，口不言则神藏于心，四肢不动则神藏于脾。如"无视无听，抱神以静"而"守一"，则岂仅自保，更能健康复再生矣！故孔子曰："非礼勿视，非礼勿听，非礼勿言，非礼勿动，克己复礼，天下归仁焉。"古"礼"与"体"同，暗示道窍。"天下"指人体小天地。"仁"，即上丹田一窍的喻名，盖生身之本始也。

小络篇第二十三[1]

〔原　　文〕

应龙问于岐伯曰：膜原[2]与肌腠[3]有分乎？

岐伯曰：二者不同也。

应龙曰：请问不同？

岐伯曰：肌腠在膜原之外也。

应龙曰：肌腠有脉乎？

岐伯曰：肌腠膜原皆有脉也，其所以分者，正分于其脉耳。肌腠之脉外连于膜原，膜原之脉内连于肌腠。

应龙曰：二脉乃表里也，有病何以分之？

岐伯曰：外引小络[4]痛者，邪在肌腠也；内引小络痛者，邪在膜原也。

应龙曰：小络又在何所？

岐伯曰：小络在膜原之间也。

陈士铎曰：小络一篇，本无深文，备载诸此，以小络异于膜原耳。知膜原之异，即知肌腠之异也。

〔解　　要〕

[1] 本篇主要论述膜原与肌腠的区别。

[2] 膜原：膜原分广义膜原和狭义膜原。人感受四时不正之气，变为伏邪潜伏于体内，附着于“膜原”部位。此膜原为广义之膜原。狭义膜原为内外交界之地，乃一身之半表半里，居于卫表肌腠之内，五脏六腑之外的膜及膜所围成的空样结构。膜原与肠胃相联系，上连于宗筋。它既是外邪侵入体内的必由途径，又是体内邪气排出体外的必经通路。若正气衰弱，外邪每由膜原入内，进而侵

及内部脏腑；若正气恢复，正气鼓邪外出，内邪每经膜原透达于外。膜原又为三焦之关键和门户，为手少阳所主，其与三焦气机的输布运行密切相关。膜原具有屏障气血，保护内部脏器，抵御外邪深入的功能。膜原是邪气易于潜伏结聚的部位，邪气如停著于膜原，会导致邪气不能与卫气相行，而从卫表排出；膜原分布范围甚广，为邪气结聚较为深的层次，而且，由于膜与膜之间的腔隙相通，邪气淫溢散漫，侵淫范围容易扩大，从而使病情加重。

［3］肌腠（jī còu）：肌肉及其之间的空隙。肌：人或动物体内附着在骨头上或构成内脏的柔软物质，由许多纤维组成，通称"肌肉"：如肌肤、肌理、心肌、随意肌等。腠：是指肌肉的纹理。

［4］小络：指浅浮于体表的络脉，或指孙络。

肺金篇第二十四^[1]

〔原　文〕

少师问曰：肺，金也，脾胃，土也，土宜生金，有时不能生金者谓何？

岐伯曰：脾胃土旺而肺金强，脾胃土衰而肺金弱，又何疑乎？然而脾胃之气太旺，反非肺金所喜者，由于土中火气之过盛也。土为肺金之母，火为肺金之贼，生变为克，乌乎宜乎^[2]？

少师曰：金畏火克，宜避火矣，何又亲火乎？

岐伯曰：肺近火则金气之柔者必销矣。然肺离火，则金气之顽者必折矣。所贵微火以通薰肺也。故土中无火，不能生肺金之气；而土中多火，亦不能生肺金之气也。所以烈火为肺之所畏，微火为肺之所喜。

少师公曰：善。请问金木之生克？

岐伯曰：肺金制肝木之旺，理也。而肝中火盛，则金受火炎，肺失清肃之令矣。避火不暇，敢制肝木乎？即木气空虚，已不畏肺金之刑，况金受火制，则肺金之气必衰，肝木之火愈旺，势必横行无忌，侵伐脾胃之土，所谓欺子弱而凌母强也。肺之母家受敌，御木贼之强横，奚能顾金子之困穷。肺失化源，益加弱矣。肺弱欲其下生肾水难矣，水无金生则水不能制火，毋论上焦之火焚烧，而中焦之火亦随之更炽甚，且下焦之火亦挟水沸腾矣。

少师曰：何肺金之召火也？

岐伯曰：肺金，娇脏也，位居各脏腑之上，火性上炎，不发则已，发则诸火应之，此肺金之所以独受厥害也。

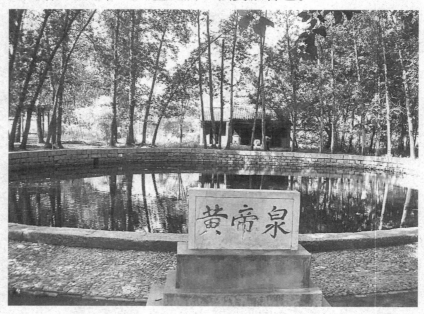

黄帝泉（阪泉）

少师曰：肺为娇脏，曷禁诸火之威逼乎？金破不鸣，断难免矣。何以自免于祸乎？

岐伯曰：仍赖肾子之水以救之。是以肺肾相亲，更倍于土金之相爱。以土生金而金难生土。肺生肾而肾能生肺。昼夜之间，肺肾之气实彼此往来，两相通而两相益也。

少师曰：金得水以解火，敬闻命矣。然金有时而不畏火者，何谓乎？

岐伯曰：此论其变也。

少师曰：请尽言之。

岐伯曰：火烁金者，烈火也。火气自微，何以烁金？非惟不畏火，且侮火矣。火难制金，则金气日旺。肺成顽金，过刚而不可犯，于是肃杀之气必来伐木。肝受金刑，力难生火，火势转衰，变为寒火，奚足畏乎？然而火过寒，无温气以生土，土又何以生金？久之，火寒而金亦寒矣。

少师曰：善。请问金化为水而水不生木者，又何谓乎？

岐伯曰：水不生木，岂金反生木乎？水不生木者，金受火融之水也。真水生木，而融化之水克木矣。

少师曰：善。

陈士铎曰：肺不燥不成顽金，肺过湿不成柔金，以肺中有火也。肺得火则金益，肺失火则金损，故金中不可无火，亦不可多火也[3]。水火不旺，金反得其宜也。总不可使金之过旺耳。

〔解　要〕

[1] 此篇以肺金为主，论述五行相生相克之关系，皆补《内经》之未论及者。

[2] 乌乎宜乎：此为反诘问句，意为"又怎么可以呢？"

[3] 亦不可多火也：原文为"有"，应为"多"。

肝木篇第二十五[1]

〔原　文〕

少师曰：肝属木，木非水不养，故肾为肝之母也，肾衰则木不旺矣。是肝木之虚，皆肾水之涸也[2]。然而肝木之虚，不全责肾水之衰者何故？

岐伯曰：此肝木自郁也[3]。木喜疏泄，遇风寒之邪，拂抑之事[4]，肝辄气郁不舒。肝郁必下克脾胃，制土有力，则木气自伤，势必求济肾水，水生木而郁气未解，反助克土之横。土怒水助，转来克水。肝不受肾之益，肾且得土之损，未有不受病者也[5]。肾既病矣，自难滋肝木之枯，肝无水养，其郁更甚，郁甚而克土愈力。脾胃受伤气难转输，必求救于心火。心火因肝木之郁全不顾心，心失化源，何能生脾胃之土乎？于是怜土子之受伤，不敢咎肝母之过逆，反嗔肺金不制肝木，乃出其火而克肺。肺无土气之生，复有心火之克，则肺金难以自存，听肝木之逆，无能相制矣[6]。

少师曰：木无金制，宜木气之舒矣，何以仍郁也？

岐伯曰：木性曲直，必得金制有成。今金弱木强，则肝寡于畏，任郁之性以自肆，土无可克，水无可养，火无可助，于是木空受焚矣，此木无金制而愈郁也。所以治肝必解郁为先[7]，郁解而肝气自平，何至克土？土无木克，则脾胃之气自易升腾，自必忘克，肾水转生肺金矣。肺金得脾胃二土之气，则金气自旺，令行清肃。肾水无匮乏之忧，且金强制木，木无过旺，肝气平矣[8]。

少师曰：肝气不平，可以直折之乎？

岐伯曰：肝气最恶者，郁也。其次则恶不平，不平之极，即郁之极也。故平肝尤尚解郁。

少师曰：其故何也？

岐伯曰：肝气不平，肝中之火过旺也。肝火过旺，由肝木之塞也。外闭内焚，非烁土之气，即耗心之血矣。夫火旺宜为心之所喜，然温火生心，烈火逼心，所以火盛之极，可暂用寒凉以泻。肝火郁之极，宜兼用舒泄以平肝也。

少师曰：善。

陈士铎曰：木不郁则不损，肝木之郁，即逆之之谓也。人能解郁，则木得其平矣。何郁之有？

〔解　要〕

［1］篇名为"肝木"，然而论述肝木竟关系到五脏。其在病则为郁，郁即肝气不平，肝火成燎原之害；其治则在于平肝解郁而已。作为良医，不止肝病治肝，更要兼治"心"，即作思想疏导，俾事半功倍。

［2］皆肾水之涸也：明知肾水之涸会影响肝，而更多为七情导致，经问答引出宏论来。

［3］肝木自郁也：自郁乃病因，有内因，也有外因。

［4］木喜疏泄，遇风寒之邪，拂抑之事：这是外因，占肝病的大多数。

［5］肝不受肾之益，肾且得土之损，未有不受病者也：危害涉及其他脏腑的很多。

［6］肺金难以自存，听肝木之逆，无能相制矣：五脏皆病，本脏交病，直至发展为硬化的癌变。

［7］治肝必解郁为先：此为治肝的主要治则。

［8］木无过旺，肝气平矣：郁解而各脏皆安，但需要结合疏导和安抚，才能取得相得益彰之效，切勿"头痛医头"。

肾水篇第二十六[1]

〔原　　文〕

少师曰：请问肾水之义？

岐伯曰：肾属水，先天真水也[2]。水生于金，故肺金为肾母。然而肺不能竟生肾水也，必得脾土之气薰蒸，肺始有生化之源。

少师曰：土克水者也，何以生水？

岐伯曰：土贪生金，全忘克水矣。

少师曰：金生水，而水养于金何也？

岐伯曰：肾水非肺金不生，肺金非肾水不润。盖肺居上焦，诸脏腑之火咸来相逼，苟非肾水灌注，则肺金立化矣[3]。所以二经子母最为关切，无时不交相生，亦无时不交相养也[4]。是以补肾者必须益肺，补肺者必须润肾，始既济而成功也。

少师曰：肾得肺之生，即得肺之捐，又何以养各脏腑乎？

岐伯曰：肾交肺而肺益生肾，则肾有生化之源，山下出泉涓涓，正不竭也[5]。肾既优渥，乃分其水以生肝。肝木之中，本自藏火，有水则木且生心，无水则火且焚木，木得水之济，则木能自养矣。木养于水，木有和平之气，自不克土。而脾胃得遂其升发之性，则心火何至躁动乎，自然水不畏火之炎，乃上润而济心矣[6]。

少师曰：水润心，固是水火之既济，但恐火炎而水不来济也。

岐伯曰：水不润心，故木无水养也。木无水养，肝必干燥，火发木焚，烁尽脾胃之液，肺金救土之不能，何暇生肾中之水。水涸而肝益加燥，肾无沥以养肝，安得余波以灌心乎？肝木愈横，心火愈炎，肾水畏焚，因不上济于心，此肾衰之故，非所谓肾旺之时也。

少师曰：肾衰不能济心，独心受其损乎？

岐伯曰：心无水养则心君不安，乃迁其怒于肺金，遂移其火以逼肺矣。肺金最畏火炎，遂移其热于肾，而肾因水竭，水中之火正

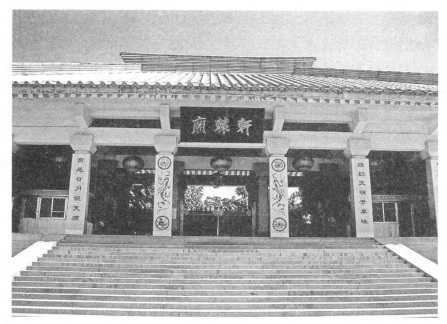

轩辕庙近景

无所依，得心火之相会，翕然升木，变出龙雷，由下焦而腾中焦，由中焦而腾上焦，有不可止遏之机矣。是五脏七腑均受其害，宁独心受损乎？

少师曰：何火祸之酷乎？

岐伯曰：非火多为害，乃水少为炎也[7]。五脏有脏火，七腑有腑火，火到之所，同气相亲，故其势易旺，所异者，水以济之也。而水止肾脏之独有，且水中又有火也。水之不足，安敌火之有余。此肾脏所以有补无泻也[8]。

少师曰：各脏腑皆取资于水，宜爱水而畏火矣，何以多助火以增焰乎？

岐伯曰：水少火多，一见火发，唯恐火之耗水，竟来顾水，谁知反害水乎？此祸生于爱[9]，非恶水而爱火也。

少师曰：火多水少，泻南方之火，非即补北方之水乎？

岐伯曰：水火又相根也。无水则火烈，无火则水寒。火烈则阴亏也，水寒则阳消也。阴阳两平，必水火既济矣。

少师曰：火水既济，独不畏土之侵犯乎？

岐伯曰：土能克水，而土亦能生水也。水得土以相生，则土中出水，始足以养肝木而润各脏腑也。第不宜过于生之，则水势汪洋，亦能冲决堤岸，水无土制，变成洪水之逆流，故水不畏土之克也。

少师曰：善。

陈士铎曰：五行得水则润，失水则损。况取资多而分散少乎？故水为五行之所窃，不可不多[10]也。说得水之有益，有此可悟水矣。

[解　　要]

[1] 肾水，真水也，水中有火，为五脏之根。故经少师十问探讨，反复论其在五脏七腑中的价值，对于治未病养生修真，治已病生克制化，都居五脏之首。

[2] 肾属水，先天真水也：先天真水即无形之水也，水中有火。

[3] 苟非肾水灌注，则肺金立化矣：肺肾关系之密切如此。然而肺肾一上一下，如何联系？端赖静后绵绵之息。

[4] 亦无时不交相养也：即由呼吸之息以生以养，躁急则不得其生养。

[5] 山下出泉涓涓，正不竭也：涓涓不竭，必珍惜此水之源。

[6] 自然水不畏火之炎，乃上润而济心矣：水火既济，病安从来？

[7] 非火多为害，乃水少为炎也：水因何而少？肾之亏也。

[8] 此肾脏所以有补无泻也：从而可知，吾人必常保养，使肾气有余。

[9] 此祸生于爱：犹"害生于恩"，每为少壮所忽视，安知为未老先衰之由乎？

[10] 故水为五行之所窃，不可不多：故岐伯在《奇恒篇》末，慨叹世人之多欲。

心火篇第二十七[1]

〔原　　文〕

少师曰：心火，君火也，何故宜静不宜动？

岐伯曰：君主无为，心为君火，安可有为乎？君主有为，非生民之福也。所以心静则火息，心动则火炎。息则脾胃之土受其益，炎则脾胃之土受其灾。

少师曰：何谓也？

岐伯曰：脾胃之土喜温火之养，恶烈火之逼也。温火养则土有生气，而成活土[2]；烈火逼则土有死气，而成焦土矣。焦土何以生金？肺金干燥，必求济于肾水，而水不足以济之也。

少师曰：肾水本济心火者也，何以救之无裨乎？

岐伯曰：人身之肾水，原非有余。况见心火之太旺，虽济火甚切，独不畏火气之烁乎？故避火之炎，不敢上升于心中也。心无水济则心火更烈，其克肺益甚，肺畏火刑，必求援于肾子，而肾子欲救援而无水，又不忍肺母之凌烁，不得不出其肾中所有，倾国以相助，于是水火两腾，升于上焦，而与心相战。心因无水以克肺，今见水不济心，火来助肺，欲取其水而转与火相合，则火势更旺。于是肺不受肾水之益，反得肾火之虐矣。斯时肝经之木见肺金太弱，亦出火以焚心，明助肾母以称干[3]，实报肺仇而加刃也。

少师曰：何以解氛乎？

岐伯曰：心火动极矣，安其心而火可息也[4]。

少师曰：可用寒凉直折其火乎？

岐伯曰：寒凉可暂用，不可久用也。暂用则火化为水，久用则水变为火也。

少师曰：斯又何故软？

岐伯曰：心火必得肾水以济之也。滋肾安心，则心火永静；舍肾安心,则心火仍动矣[5]。

少师曰:凡水火,未有不相克也,而心肾水火何相交而相济乎?

岐伯曰:水不同耳。肾中邪水,最克心火;肾中真水,最养心火。心中之液,即肾内真水也[6]。肾之真水旺,而心火安。肾之真水衰,而心火沸。是以心肾交而水火既济,心肾开而水火未济也[7]。

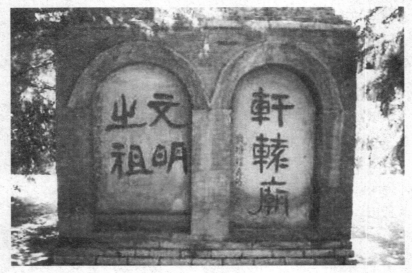

轩辕庙碑

少师曰:心在上,肾在下,地位悬殊,何彼此乐交无间乎?

岐伯曰:心肾之交,虽胞胎[8]导之,实肝木介之也。肝木气通,肾无阻隔;肝木气郁,心肾即闭塞也[9]。

少师曰:然则肝木又何以养之?

岐伯曰:肾水为肝木之母,补肾即所以通肝[10]。木非水不旺,火非木不生。欲心液之不枯,必肝血之常足[11];欲肝血之不乏,必肾水之常盈。补肝木要,不外补肾水也[12]。

少师曰:善。

陈士铎曰:心火者,君火也。君心为有形之火,可以水折。不若肾中之火,为无形之火也。无形之火,可以水养。知火之有形、无形,而虚火、实火可明矣。

〔解　要〕

〔1〕本篇以心火为主论，突出无为与水火既济的重要性，旁及五脏之生克。人体为一小天地，即五行对应人的五脏。

〔2〕温火养则土有生气，而成活土：即在地温滋养下，具生生不已之机。

〔3〕明助肾母以称干：称干比戈，战斗之意。

〔4〕安其心而火可息也：安心之大法曰垂帘塞兑，即无视无听，澄神绝虑，内观心之机即目内眦。

〔5〕舍肾安心，则心火仍动矣：心火之炎每由肾虚无水以济心，治法或滋补肾精以开源，或节欲以杜流，肾精不乏，水火既济而心安矣。

〔6〕心中之液，即肾内真水也：心中之液即升化为元神的物质基础。

〔7〕心肾开而水火未济也：心肾不交，则水火未济。

〔8〕胞胎：胞胎即下丹田，其生理部位在脐下横放四指下沿，约二市寸许，其他部位皆非也。

〔9〕肝木气郁，心肾即闭塞也：心肾闭塞不交，诸病将至矣。

〔10〕补肾即所以通肝：补肾即可疏通肝郁。

〔11〕欲心液之不枯，必肝血之常足：肝血足必然肾水足，彼此相互促进。

〔12〕补肝木要，不外补肾水也：补肾之法要多方兼顾，除药物、营养之外，更应珍惜精力以节流，防止"害生于恩"。

卷
四

脾土篇第二十八[1]

〔原　文〕

少师问曰：脾为湿土，土生于火，是火为脾土之父母乎？

岐伯曰：脾土之父母，不止一火也；心经之君火，胞络、三焦、命门之相火皆生之。然而君火之生脾土甚疏，相火之生脾土甚切。而相火之中，命门之火尤为最亲。

少师曰：其故何欤？

岐伯曰：命门盛衰，即脾土盛衰。命门生绝，即脾土生绝也[2]。盖命门为脾土之父母，实关死生，非若他火之可旺可微、可有可无也。

少师曰：命门火过旺，多非脾土之宜，又何故乎？

岐伯曰：火少则土湿，无发生之机；火多则土干，有燥裂之害。盖脾为湿土，土中有水，命门者水中之火也，火藏水中，则火为既济之火，自无亢焚之祸，与脾土相宜，故火盛亦盛，火衰亦衰，火生则生，火绝则绝也。若火过于旺，是火胜于水矣。水不足以济火，乃未济之火也，火似旺而实衰，假旺而非真旺也，与脾土不相宜耳。非惟不能生脾，转能耗土之生气。脾土无生气，则赤地干枯，欲化精微以润各脏腑难矣。且火气上炎，与三焦、胞络之火直冲而上，与心火相合，火愈旺而土愈耗，不成为焦土[3]得乎？

少师曰：焦土能生肺金乎？

岐伯曰：肺金非土不生，今土成焦土，中鲜润泽之气，何以生金哉？且不特不生金也，更且嫁祸于肺矣。盖肺乏土气之生，又多火气之逼，金弱木强，必至之势也。木强凌土，而土败更难生金，肺金绝而肾水亦绝也。水绝则木无以养。木枯自焚，益添火焰，土愈加燥矣。

少师曰：治何经以救之？

岐伯曰：火之有余，水之不足也，补水则火自息[4]。然而徒补水则水不易生，补肺金火气，则水有化源，不患乎无本也。肾得水以制火，则水火相济，火无偏旺之害，此治法之必先补水也[5]。

少师曰：善。

陈士铎曰：脾土与胃土不同。生脾土与生胃土不同，虽生土在于火也，然火各异。生脾土必须于心，生胃土必须于胞络。心为君火，胞络为相火也。二火断须补肾，以水能生火耳。

〔解　要〕

[1] 本篇论述脾土与各脏腑的生克关系。

[2] 命门生绝，即脾土生绝也：三火中唯命门与脾土关系最密切，而命门之火又生于肾水。

[3] 焦土：原文误为"焦火"。

[4] 补水则火自息：水不足则火旺，息火之法在于补水。

[5] 此治法之必先补水也：水，先天真水也，为脾土之化源，即水生火而火生土也。

胃土篇第二十九[1]

〔原　文〕

少师问曰：脾胃皆土也，有所分乎？

岐伯曰：脾阴土也，胃阳土也。阴土逢火则生，阳土必生于君火。君火者，心火也。

少师曰：土生于火，火来生土，两相亲也，岂胃土遇三焦、命门之相火辞之不受乎？

岐伯曰：相火与胃不相合也，故相火得之而燔，不若心火得之而乐也。

少师曰：心包亦是相火，何与胃亲乎？

岐伯曰：心胞络代君火以司令者也。故心包相火即与君火无异，此胃土之所以相亲也。

少师曰：心包代心之职，胃土取资心包，无异取资心火矣，但二火生胃土则受益，二火助胃火则受祸者，何也？

岐伯曰：胃土衰则喜火之生，胃火盛则恶火之助也。

少师曰：此又何故欤？

岐伯曰：胃阳土，宜弱不宜强。

少师曰：何以不宜强也？

岐伯曰：胃，多气多血之腑，其火易动，动则燎原而不可制，不特烁肺以杀子，且焚心以害母矣；且火之盛者，水之涸也[2]。火沸上腾，必至有焚林竭泽之虞，烁肾水，烧肝木[3]，其能免乎？

少师曰：治之奈何？

岐伯曰：火盛必济之水[4]，然水非外水也，外水可暂救，以止炎，非常治之法也。必大滋其内水之匮。内水者，肾水也。然而火盛之时，滋肾之水，不能泻胃之火，以火旺不易灭，水衰难骤生也[5]。

少师曰：又将奈何？

岐伯曰：救焚之法，先泻胃火，后以水济之[6]。

少师曰：五脏六腑皆借胃气为生，泻胃火不损各脏腑乎？吾恐水未生肾先绝矣。

岐伯曰：火不熄则土不安，先熄火后济水，则甘霖优渥，土气升腾，自易发生万物，此泻胃正所以救胃，是泻火非泻土也[7]。胃土有生机，各脏腑岂有死法乎？此救胃又所以救肾，并救各脏腑也[8]。

少师曰：胃气安宁，肝木来克奈何？

岐伯曰：肝来克胃亦因肝木之燥也，木燥则肝气不平矣。不平

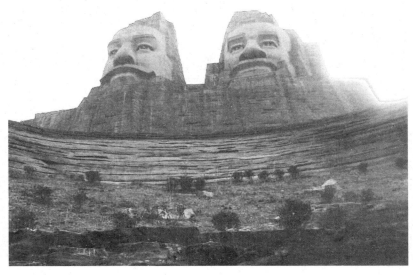

炎帝黄帝——郑州邙山

则木郁不伸，上克胃土，土气自无生发之机。故调胃之法，以平肝为重[9]。肝气平矣，又以补水为急，水旺而木不再郁也；惟是水不易旺，仍须补肺。金旺则生水，水可养木。金旺则制木；木不克土，胃有不得其生发之性者乎？

少师曰：善。

陈士铎曰：胃土以养水为主，养水者助胃也。胃中有水则胃火不沸。故补肾正所以益胃也。可见胃火之盛由于肾水之衰，补肾水正补胃土也。故胃火可杀，胃土宜培[10]，不可紊也。

〔解　要〕

[1] 本篇以胃土为主论，联及五脏，特别是与肾水的关系。问者善问，答者成理。非岐伯天师之圣哲，孰能托名语此？果有其人如陈士铎，亦值得吾人学习也，切不能得新忘旧，得西忘中，数典忘祖，以今薄古。宜古为今用，以古厚今也。

[2] 火之盛者，水之涸也：胃土之气，后天之气也，必根于先天肾水，故肾水涸而火必盛也。

[3] 烁肾水，烧肝木：肾水之涸，其危害如此，奈何多不知珍惜肾水而尚戕贼乎？

[4] 火盛必济之水：既言治则，也包含使人知水火既济之要。

[5] 以火旺不易灭，水衰难骤生也：耗散为易，再生则难。

[6] 先泻胃火，后以水济之：急则治标，缓则治本。

[7] 此泻胃正所以救胃，是泻火非泻土也：细致入微，不能混为一谈。以泻火即泻胃火，甚至"泻"与"泄"亦各异也。

[8] 此救胃又所以救肾，并救各脏腑也：本末兼顾，非一偏之论，此亦中医最大特点之一。

[9] 故调胃之法，以平肝为重：治则上的调胃，即和解之意。

[10] 故胃火可杀，胃土宜培：原文"胃火宜培"，疑为"胃土宜培"之误。

几个关键词及相关概念

阴火阳火：什么是阴火，什么是阳火？阴火指阴虚引起阳亢所产生的火，症状有潮热盗汗、心烦意乱等症状。阳火指热极过盛产生的火，如口舌生疮等。阳火和阴火其实是中医当中的一种说法。在中医理论当中，身体是按照五行进行运转的，而除了五行之外，还有二火，那就是阳火和阴火。其中阳火主要说的是外因引起的上火，而阴火则是由内部引起的火。中医对于阳火和阴火所引起的症状也有详细的划分和治疗方法。

心火：分虚实，虚火主要表现有心烦、口干、盗汗、睡眠不安等，实火则表现为口腔溃疡、口干、尿黄、心烦易怒等。我们常称一些情绪容易激动的人为"肝火大"。其实，一般俗称"肝火大"的体质还有口干舌燥、口苦、口臭、头痛、头晕、眼干、睡眠不稳定、身体闷热、舌苔增厚等等症状。

相火君火："君火以明，相火以位"，《素问·天元纪大论》在论述五运六气时将"火"分为"温暖"和"光明"两种属性。这两种属性既有联系又有区别，用"君火"代表火"光明"的特性，用"相火"代表火"温热"的特性。君火由心主，起于下焦，系于心；

相火发于命门，畅行三焦，寄于肝胆、心包、脾胃诸脏腑之间。

阴土阳土：五行里面的"土"有属于阴也有属于阳。天干戊土为阳，己土为阴。地支辰、戌是阳土；未、丑是阴土。阴土，意思是滋润的土壤。阳土则是指向阳的土壤。

水火之先天后天：人之生命，道家称之为性命。性即神，命即气，性命即神气，即阴阳，即水火，即魂魄。这里的水和火，即先天的水和先天的火，在性质上，它们与后天的水和后天的火（即普通的水和火）完全不同。

＋＋＋＋＋＋＋＋＋＋＋＋＋＋＋＋＋＋＋＋＋＋＋＋＋＋＋＋＋＋＋＋

胞络火篇第三十[1]

〔原　文〕

少师曰：心包之火无异心火，其生克同乎？

岐伯曰：言同则同，言异则异[2]。心火生胃，心包之火不止生胃也。心火克肺，心包之火不止克肺也。

少师曰：何谓也？

岐伯曰：心包之火生胃，亦能死胃。胃土衰，得心包之火而土生；胃火盛，得心包之火而土败。土母既败，肺金之子何能生乎？

少师曰：同一火也，何生克之异？

岐伯曰：心火阳火也，其势急而可避；心包之火阴火也，其势缓而可亲。故心火之克肺，一时之刑；心包之克肺，实久远之害。害生于刑者，势急而患未大；害生于恩者，势缓而患渐深也[3]。

少师曰：可救乎？

岐伯曰：亦在制火之有余而已。

少师曰：制之奈何？

岐伯曰：心包阴火，窃心之阳气以自养[4]，亦必得肾之阴气以自存。心欲温肾，肾欲润心，皆先交心包以通之[5]。使肾水少衰，心又分其水气，肾且供心火之不足，安能分余惠以慰心包。心包干涸，毋怪其害胃土也。补肾水之枯，则水足灌心而化液，即足注心包而化津，此不救胃正所以救胃也[6]。

少师曰：胞络之火可泻乎？

岐伯曰：胃土过旺，必泻心包之火。然心包之火，可暂泻而不可久泻也。心包逼近于心，泻胞络则心火不宁矣。

少师曰：然则奈何？

岐伯曰：肝经之木，胞络之母也。泻肝则心胞络之火必衰矣[7]。

少师曰：肝亦心之母也，泻肝而心火不寒乎？

岐伯曰：暂泻肝则胞络损其焰，而不至于害心；即久泻肝则心君减其炎，亦不至于害胞络，犹胜于直泻胞络也。

少师曰：诚若师言，泻肝经之木，可救急而不可图缓，请问善后之法。

岐伯曰：水旺则火衰，既济之道也，安能舍补肾水，别求泻火哉[8]？

少师曰：善。

陈士铎曰：胞络之火为相火，相火宜补不宜泻也。宜补而用泻，必害心包矣。

[解　要]

[1] 本篇主要论述心包之火。心包之火阴火也，天师以人比物，再次喻为阴火可亲，有如"害生于恩"的由浅而深，而每不为人所察觉焉！其次，仍如他脏之总以肾水为根本也。

[2] 言同则同，言异则异：同中有异也。

[3] 害生于恩者，势缓而患渐深也：言脏腑五行生克，可以治身者治世，盖亦防患避害之大法也，岂仅"治已病"而已。

[4] 心包阴火，窃心之阳气以自养：以"小天下"比一国之

君相。

[5] 皆先交心包以通之：心包代君行令之必然。

[6] 此不救胃正所以救胃也：五行生克，语总同也。

[7] 泻肝则心胞络之火必衰矣：治母以及子，不治胞络，犹治胞络也。

[8] 安能舍补肾水，别求泻火哉：肾水为人之命根，体现为五脏都得依赖。

三焦火篇第三十一[1]

〔原　　文〕

少师曰：三焦无形，其火安生乎？

岐伯曰：三焦称腑，虚腑也。无腑而称腑，有随寓为家之义。故逢木则生，逢火则旺，即逢金逢土，亦不相仇而相得，总欲窃各脏腑之气以自旺也[2]。

少师曰：三焦耗脏腑之气，宜为各脏腑之所绝矣，何以反亲之也？

岐伯曰：各脏腑之气，非三焦不能通达上下，故乐其来亲而益之以气，即有偷窃亦安焉而不问也。

少师曰：各脏腑乐与三焦相亲，然三焦乐与何脏腑为更亲乎？

岐伯曰：最亲者胆木也。胆与肝为表里，是肝胆为三焦之母，即三焦之家也。无家而寄生于母家，不无府而有府乎？然而三焦之性喜动恶静，上下同流，不乐安居于母宅，又不可谓肝胆之宫竟是三焦之府也。

少师曰：三焦火也，火必畏水，何故与水亲乎？

岐伯曰：三焦之火最善制水，非亲水而喜入于水也。盖水无火气之温则水成寒水矣，寒水何以化物？故肾中之水得三焦之火而生，膀胱之水得三焦之火而化，火与水合，实有既济之欢也。但恐火过于热，制水太甚，水不得益而得损，必有干燥之苦也。

少师曰：然则何以治之？

岐伯曰：泻火而水自流也。

少师曰：三焦无腑，泻三焦之火，何从而泻之？

岐伯曰：视助火之脏腑以泻之，即所以泻三焦也。

少师曰：善。

陈士铎曰：三焦之火附于脏腑，脏腑旺而三焦旺，脏腑衰而三焦衰，故助三焦在于助各脏腑也，泻三焦火可置脏腑于不问乎？然则三焦盛衰，全在各脏腑也。

〔解　要〕

〔1〕本篇主要阐述三焦无府而有府，与各脏腑并存，以及如泻三焦之火，即泻其助火之脏腑。

〔2〕总欲窃各脏腑之气以自旺也：即与各脏腑相亲，上下同流，安得不受各脏之气以自养？人物同此一理也。

+++

胆木篇第三十二[1]

〔原　文〕

少师曰：胆寄于肝而木必生于水，肾水之生肝即是生胆矣，岂另来生胆乎？

岐伯曰：肾水生木必先生肝，肝即分其水以生胆。然肝与胆皆肾子也，肾岂有疏于胆者乎？惟胆与肝为表里，实手足相亲，无彼此之分也。故肾水旺而肝胆同旺，肾水衰而肝胆同衰。非仅肝血旺而胆汁盈，肝血衰而胆汁衰也。

少师曰：然亦有肾水不衰，胆气自病者，何也？

岐伯曰：胆之汁主藏，胆之气主泄，故喜通不喜塞也。而胆气又最易塞，一遇外寒胆气不通矣，一遇内郁胆气不通矣。单补肾水，不舒胆木，则木中之火不能外泄，势必下克脾胃之土。木土交战，多致胆气不平，非助火以刑肺，必耗水以亏肝，于是胆郁肝亦郁矣。肝胆交郁，其塞益甚。故必以解郁为先，不可徒补肾水也。

少师曰：肝胆同郁，将独鲜胆木之塞乎？

岐伯曰：郁同而解郁，乌何异哉？胆郁而肝亦郁，肝舒而胆亦舒；舒胆之后，济之补水，则水荫木以敷荣，木得水而调达。既不绝肝之血，有不生心之液者乎？自此，三焦得木气以为根，即胞络亦得胆气以为助，十二经无不取决于胆也，何忧匮乏哉？

少师曰：善。

陈士铎曰：肝胆同为表里，肝盛则胆盛，肝衰则胆衰，所以治胆以治肝为先。肝易于郁，而胆之易郁，又宁与肝胆殊乎，故治胆必治肝也。

［解　要］

[1] 本篇以胆木为主，联系肝与肾，重点阐述胆郁肝即郁、必解郁而后补水以及治胆而先治肝之理，且揭示"十二经取决于胆"的特性，故为奇恒六者之一。

膀胱水篇第三十三[1]

〔原 文〕

少师曰：水属阴，膀胱之水谓之阳水[2]，何也？

岐伯曰：膀胱之水，水中藏火也。膀胱无火水不化，故以阳水名之。膀胱腑中本无火也，恃心肾二脏之火相通化水，水始可藏而亦可泄。夫火属阳，膀胱既通火气，则阴变为阳矣。

少师曰：膀胱通心肾之火，然亲于肾而疏于心也。心火属阳，膀胱亦属阳，阳不与阳亲何也？

岐伯曰：膀胱与肾为表里，最为关切，故肾亲于膀胱，而膀胱亦不能疏于肾也。心不与膀胱相合，毋怪膀胱之疏心矣。然心虽不合于膀胱，而心实与小肠为表里，小肠与膀胱正相通也。心合小肠，不得不合膀胱矣，是心与膀胱，其迹若远而实近也。

少师曰：然则膀胱亲于心而疏于肾乎？

岐伯曰：膀胱，阳水也，喜通阴火而不喜通阳火，似心火来亲，未必得之化水。然而肾火不通心火，则阴阳不交，膀胱之阳火正难化也。

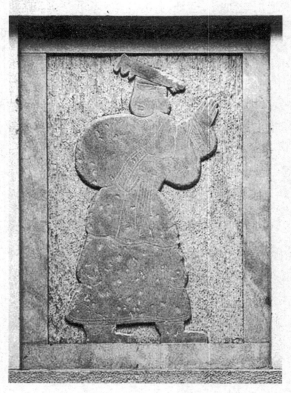

轩辕殿内的石刻黄帝像

少师曰：此又何故欤？

岐伯曰：心火下交于肾，则心包三焦之火齐来相济，助胃以化膀胱之水。倘心不交肾，心包三焦之火，各奉心火以上炎，何敢下降以私通于肾，既不下降，敢代君以化水[3]乎？

少师曰：君火无为，相火有为[4]，君火不下降，胞络相火正可代君出治，何以心火不交，相火亦不降乎？

岐伯曰：君臣一德而天下治[5]。君火交而相火降，则膀胱得火而水化；君火离而相火降，则膀胱得火而水干。虽君火恃相火而行，亦相火必借君火而治。肾得心火之交，又得胞络之降，阴阳合为一性，竟不能分肾为阴、心为阳矣。

少师曰：心肾之离合，膀胱之得失如此乎？

岐伯曰：膀胱可寒而不可过寒，可热而不可过热。过寒则遗，过热则闭[6]，皆心肾不交之故也，此水火所以重既济耳[7]。

少师曰：善。

陈士铎曰：膀胱本为水腑。然水中藏火，无水不交，无火亦不交也。故心肾二脏皆通于膀胱之腑。膀胱不通，又何交乎？交心肾，正藏水火也。

［解　要］

［1］此篇论述膀胱何以为阳水，及其与心肾、胞络、三焦水火的区别，着重论述水火既济的重要性。

［2］阳水：水中藏火的水为阳水。壬为阳水，癸为阴水。

［3］代君以化水：火有君相之分、性质之别。心火不降，相火不敢越俎代庖。

［4］君火与相火："相火"是指肾阳，也就是肝火。简单的来说，"相火"就是上升的火，为"先天之火"。"君火"是指心阳，也就是心火。简单的来说，"君火"就是下降的火，为"后天之火"。古代道教一般把丹田之火称之为君火，把命门之火叫做相火。然而

在古代中医却认为心火是君火，同时也认为命门火是相火。

[5] 君臣一德而天下治：人体小天地也，物犹如此，治国治身亦然，说明同心同德之重要。

[6] 过寒则遗，过热则闭：可为癃闭之治则。癃闭：癃闭又称闭癃，是指排尿困难，严重时小便闭塞不通。相当于现代医学中的尿潴留和无尿症。

[7] 此水火所以重既济耳：水火既济，不只心肾，膀胱亦然。

大肠金篇第三十四[1]

〔原　　文〕

少师曰：金能生水，大肠属金，亦能生水乎？

岐伯曰：大肠之金，阳金也，不能生水，且借水以相生。

少师曰：水何能生金哉？

岐伯曰：水不生金而能养金，养即生也。

少师曰：人身火多于水，安得水以养大肠乎？

岐伯曰：大肠离水实无以养，而水苦无多，所异者，脾土生金，转输津液，庶无干燥之虞。而后以肾水润之，便庆濡泽耳，是水土俱为大肠之父母也。

少师曰：土生金而大肠益燥何也？

岐伯曰：土柔而大肠润，土刚而大肠燥矣。

少师曰：土刚何以燥也？

岐伯曰：土刚者，因火旺而刚也。土刚而生金更甚，然未免同火俱生，金喜土而畏火，虽生而实克矣，安得不燥哉？

少师曰：水润金也，又善荡金者，何故欤？

岐伯曰：大肠得真水而养，得邪水而荡也[2]，邪正不两立，势必相遇而相争。邪旺而正不能敌，则冲激澎湃，倾肠而泻矣。故大肠尤宜防水。防水者，防外来之水，非防内存之水也[3]。

少师曰：人非水火不生，人日饮水，何以防之？

岐伯曰：防水何若培土乎？土旺足以制水，土旺自能生金。制水不患邪水之侵，生金无愁真水之涸[4]，自必火静而金安，可传导而变化也。

少师曰：大肠无火，往往有传导变化而不能者，又何故欤？

岐伯曰：大肠恶火又最喜火也。恶火者，恶阳火也。喜火者，喜阴火也。阴火不同，而肾中之阴火尤其所喜。喜火者，喜其火中之有水也。

少师曰：肾火虽水中之火，然而克金，何以喜之？

岐伯曰：肺肾子母也，气无时不通[5]。肺与大肠为表里，肾气生肺即生大肠矣。大肠得肾中水火之气，始得司其开阖也。倘水火不入于大肠，开阖无权，何以传导变化乎？

少师曰：善。

陈士铎曰：大肠无水火，何以开阖？开阖既难，何以传导变化乎？可悟大肠必须于水火也。大肠无水火之真，即邪来犯之，故防邪仍宜润正耳。

［解　要］

［1］本篇主要论述大肠属五行之阳金，及其与水火之关系，特别是与肾为子母关系，离水火则不能开合变化。

［2］大肠得真水而养，得邪水而荡也：真水，肾中无形之水，即先天之水；邪水，外在不正之水，即后天之水，浊水，可引起激荡而失其开合。

［3］非防内存之水也：防邪存真。

［4］生金无愁真水之涸：真水，疑为"真金"。

［5］肺肾子母也，气无时不通：随呼吸，特别是胎息之上下出

入往来相通，其间经由"胞为神室即下丹田"机转。

小肠火篇第三十五[1]

〔原　　文〕

少师曰：小肠属火乎，属水乎？

岐伯曰：小肠与心为表里，与心同气，属火无疑。其体则为水之路，故小肠又属水也。

少师曰：然则小肠居水火之间，乃不阴不阳之腑乎？

岐伯曰：小肠属阳，不属阴也，兼属之水者，以其能导水也。水无火不化。小肠有火，故能化水。水不化火而火且化水，是小肠属火明矣。惟小肠之火，代心君以变化，心即分其火气以与小肠，始得导水以渗入于膀胱。然有心之火气，无肾之水气，则心肾不交，水火不合，水不能遽渗于膀胱矣。

少师曰：斯又何故乎？

岐伯曰：膀胱水腑也，得火而化，亦必得水而亲。小肠之火欲通膀胱，必得肾中真水之气以相引，而后心肾会而水火济，可渗入亦可传出也。

少师曰：小肠为受盛之官，既容水谷，安在肠内无水，必借肾水之通膀胱乎？

岐伯曰：真水则存而不泄，邪水则走而不守也。小肠得肾之真水，故能化水谷而分清浊，不随水谷俱出也，此小肠所以必资于肾气耳。

少师曰：善。

陈士铎曰：小肠之火，有水以济之，故火不上焚，而水始下降也。火不上焚者，有水以引之也；水不下降者，有火以升之也。有升有引，皆既济之道也。

〔解　要〕

[1] 本篇主要论述小肠阴阳水火之属性与作用。

命门真火篇第三十六[1]

〔原　文〕

少师曰：命门居水火中，属水乎，属火乎？

岐伯曰：命门，火也，无形有气[2]，居两肾之间，能生水而亦藏于水也。

少师曰：藏于水以生水，何也？

岐伯曰：火非水不藏，无水则火沸矣；水非火不生，无火则水绝矣。水与火盖两相生而两相藏也[3]。

少师曰：命门之火既与两肾相亲，宜与各脏腑疏矣？

岐伯曰：命门为十二经之主[4]，不止肾恃之为根，各脏腑无不相合也[5]。

少师曰：十二经皆有火也，何借命门之生乎？

岐伯曰：十二经之火皆后天之火也，后天之火非先天之火不化。十二经之火得命门先天之火则生生不息，而后可转输运动，变化于无穷也[6]。此十二经所以皆仰望于命门，各倚之为根也[7]。

少师曰：命门之火气甚微，十二经皆来取资，尽为分给，不虞匮乏乎？

岐伯曰：命门居水火中，水火相济取之正无穷也[8]。

少师曰：水火非出于肾乎？

岐伯曰：命门水火虽不全属于肾，亦不全离乎肾也[9]。盖各经之水火均属后天，独肾中水火则属先天也[10]。后天火易旺，先天火易衰[11]。故命门火微，必须补火，而补火必须补肾，又必兼水火补之[12]。正以命门之火可旺，而不可过旺也。火之过旺，水之过衰也[13]。水衰不能济火，则火无所制，必焚沸于十二经，不受益而受损矣。故补火必须于水中补之，水中补火则命门与两肾有既济之欢，分布于十二经，亦无未济之害也[14]。

少师曰：命门之系人生死甚重，《内经》何以遗之？

岐伯曰：未尝遗也[15]。"主不明则十二官危"，所谓主者，正指命门也[16]。"七节之旁[17]有小心"，小心者，亦指命门也，人特未悟耳[18]！

少师曰：命门为主，前人未言，何也？

岐伯曰：广成子云"窈窈冥冥，其中有神，恍恍惚惚，其中有气[19]"亦指命门也，谁谓前人勿道哉[20]？且命门居于肾，通于任督[21]，更与丹田神室相接[22]。存神于丹田[23]，所以温命门也；守气于神室，所以养命门也。修仙之道，无非温养命门耳[24]。命门旺而十二经皆旺；命门衰而十二经皆衰也。命门生而气生，命门绝而气绝矣[25]。

少师曰：善。

陈士铎曰：命门为十二经之主。《素问》不明言者，以主之难识耳。然不明言者，未尝不显言之也，无如世人不悟耳。经天师指示，而命门绝而不绝矣。秦火未焚之前，何故修命门者少，总由于不善读《内经》也[26]。

[解　要]

[1] 此篇阐述极其重要的修命经窍，岂仅补《内经》之不传？与首篇及《奇恒篇》相结合，才使得神气双修，即性命双修之功法经窍全备。篇中指出命门与神室（即下丹田）遥相联系的关系。切

不可以为整个工程，或开始兴工便意守下丹田，而是有如张紫阳暗示"性功隐于微言"，即先修性尽性之功更机密！必循规一脉相传，在此依然保密。但《内经》，特别是《外经》，在黄帝半公开广成指点"大明之上"之后，天师才自谓"吾不敢再隐矣！"而在《奇恒篇》中揭示出"脑为泥丸即上丹田"之生理机制，不即是《素问》之"颃"与"内眦"乎？《灵枢》之"面上空窍"，其重要岂止于命门之主？盖此主后天产物离宫之门户也，安能比受之父母成形起点的"大明之上"由表入里之"泥丸上丹田"，即颃与内眦作为阳经一端之起止，任督可分可合之焦点哉？如果说不善读《内经》，只能归咎于未受真传与不善于综合研究认识，以致熟视而无睹。中医且每把"心主神明""主不明则十二经危"作为主宰神明；孰知指"小心主"哉？盖其咎在于保守。

[2] 命门，火也，无形有气：属先天，故无形有气。

[3] 水与火盖两相生而两相藏也：人非水火不生，主要指此两相生、两相藏的先天水火，即受之父母遗传之命根命蒂。命门之水火即先天之水火，即人之元神与元气，阴与阳、魂与魄。有此水火。人才能生；无此水火。人就死亡。要认识先天的水火，就要从性命的概念来讨论。人在出生以前，处于先天状态，用八卦乾（☰）坤（☷）表示。人出生后，到了后天，乾坤变成离坎了，即乾失中爻，变成离（☲）了；而坤获得乾之中爻，变成坎（☵）了。离（☲）是外阳中阴，中爻是阴性，称为真水，即无形之水，它位于上丹田内的离宫，就是元神；而坎（☵）是外阴中阳，中爻是阳性，称为真火，即无形之火，就是元气，位于尾闾关内的坎宫。尾闾关与命门接近，前面说了，命门的真火，是先天之火，即命气，精阳之气。人们在工作中消耗命门真火，实际就是消耗元气、肾气。《黄帝内经》说，肾气有余，则身体健康。肾气不足，则身体虚弱。肾气绝，则人亡。肾气就是命门真火，即先天阳气，或称精阳之气。命气，就是元气，就是道气。我们修道，就是修的这个道气！有此气，我们就能长寿。

[4] 命门为十二经之主：不是"心为十二经之主"，是命门"小心主"。就内修真传言，这里仅揭示此主之"门"；还有更重要的命宫"真主"，即人们常说的"坎中之阳"。命门"小心主"在脊椎七节，"命宫"在第三、四节之间，斯乃与下丹田神室相表里者。故测定下丹田部位，即脐下横放四指之下沿，指骨与椎骨相等，不正是第三、四节之间？孰谓下丹田无一定位置，可任意创编盲指？

[5] 不止肾恃之为根，各脏腑无不相合也：人人共有之"命蒂"，故十二经相合，但作为内修，还有更重要的"性源"。即与"坎阳"蜕化之前由乾变成的"离宫"，即上丹田天南与命宫地北相对。

[6] 而后可转输运动，变化于无穷也："生生不息，变化无穷"之中，又含相生相克，以至于有生无生，所以应知颠倒之术。

[7] 此十二经所以皆仰望于命门，各倚之为根也：根即命蒂，与未分前的"源"，合成性命。

[8] 命门居水火中，水火相济取之正无穷也：取之无穷也有极限，即年富力强，未衰之前，旋取旋生；既衰之后，则天师此处未言。

[9] 命门水火虽不全属于肾，亦不全离乎肾也：妙在不即不离，旁及他脏，即先天之肾亦不能不借助后天之脾，斯有生化之源。

[10] 独肾中水火则属先天也：即受父母之遗传。肾中水火属先天水火，即元神元气也。

[11] 后天火易旺，先天火易衰：火易衰岂能取之无穷？分而言之也。

[12] 补火必须补肾，又必兼水火补之：中医每以"六味丸"补肾，"八味丸"水火兼补。然而，最好的补救之法在于节欲、杜流，与开源两相结合。开源即从事性命双修。修性即增加元神，修命即增加元气。性命双修就能增补神与气，即增补先天水与火。

[13] 火之过旺，水之过衰也：故外水不能救先天内在之火衰。外水者后天之水也，就是一般的水。后天之水不能补先天之水衰，

只有先天之火才能补先天之水衰。

[14] 分布于十二经，亦无未济之害也：补救水火之治则。

[15] 未尝遗也：特含蓄保守，略言之也。

[16] 所谓主者，正指命门也：《内经》与《外经》的构成，相距至少三十年，始明示其概要。

[17] 七节之旁：传统用本身"骨度"，尾椎从末端上数七节为命门。顾名思义，门内还有"宫室"，即第三、四节之间还有命气，即坎阳所在之"命宫"。作为"胞为神室即下丹田"，正以命门为后盾，呼吸与胎息之根蒂是也，虽习称"前任后督"，但有冲脉居两脉要冲而自然衔接，故意守下丹田无异于守尾闾命宫。因此下丹田部位务必准确，其测量之法，不是什么寸三、寸五或三寸，而是脐下横放四指，以脐后即命门也。气功流行之下丹田每兴利存弊，即从"二刘"（指刘渡舟、刘贵珍师徒。刘渡舟在北戴河中央气功疗养院教授刘贵珍时，隐去传统下手之玄关一窍，而授以意守下丹田之法，刘贵珍遂易名为"气功"）点传即误，仿效更改尤误。

[18] 小心者，亦指命门也，人特未悟耳：既不明指，何由而悟？

[19] 恍恍惚惚，其中有气：黄帝在位第十九年时，得受广成之传，可能与天师闻道相距不久。然而，如黄帝不公开广成之传于前，天师或仍缄其口，"前人"之传又何由而知？少师尚且如此，何况我后辈乎？

[20] 亦指命门也，谁谓前人勿道哉：命门一窍，先前唯天师得闻。

[21] 且命门居于肾，通于任督：即在冲脉协调与主宰下贯通。故通有二：一是自然，二是练功促使。

[22] 更与丹田神室相接：这里的"神室"，指下丹田。以"三田"皆为不名神室之"神室"，如上丹田之泥丸性宫，中丹田之土釜与绛宫。

[23] 存神于丹田：意守下丹田之功能为"温养命门"，暗示命

官，但必须知性源所在，历修性、尽性，以至于命，才有温养之可能。怎能够言始修行命功？三家同此一理。故先祖师黄元吉每言"孔子也知，尽性以至命"，良由是也。

[24] 修仙之道，无非温养命门耳：不是说仅此温养命门，而是说必须修命始能了性，以达性命双修，神形俱妙。

[25] 命门生而气生，命门绝而气绝矣：命气之绝首由神绝，其征兆可从眼神测验；且人之死，从上丹田性宫主宰之"祖脉"上端末梢即人中始，而名"断气"。

命门之气即先天水火，即人之元神、元气。命气绝就是元神、元气绝。

[26] 总由于不善读《内经》也：秦火之前，距广成、岐黄近，知一脉真传首重"缘督"之径的"大明之上"。之后真谛不无失传。故始有单修命者，传统习称此为非正门真谛，故不能但知命，而遗更重要之性。如今，真谛已如"皮之不存"，故敢背叛陈规而视为"毛将焉附"。故本解要不限于"治已病"之医，更着重"治未病"，即养生修真至道之机要。

卷
五

命门经主篇第三十七[1]

〔原　　文〕

雷公问于岐伯曰：十二经各有一主，主在何经？

岐伯曰：肾中之命门，为十二经之主也。

雷公曰：十二经最神者心也，宜心为主，不宜以肾中之命门为主何也？

岐伯曰：以心为主，此主之所以不明也[2]。主在肾之中，不在心之内。然而离心非主，离肾亦非主也[3]。命门殆通心肾以为主乎？岂惟通心肾哉？五脏七腑无不共相贯通也[4]。

雷公曰：其共相贯通者何也？

岐伯曰：人非火不生。命门属火，先天之火也[5]。十二经得命门之火始能生化，虽十二经未通于命门，亦命门之火原能通之也。

雷公曰：命门属火，宜与火相亲，何偏居于肾以亲水气耶？

岐伯曰：肾火，无形之火也；肾水，无形之水也。有形之火，水能克之；无形之火，水能生之。火克于水者，有形之水也；火生于水者，无形之水也。然而无形之火偏能生无形之水，故火不藏于火，转藏于水，所谓一阳陷于二阴之间也[6]。人身先生命门，而后生心[7]，心生肺，肺生脾，脾生肝，肝生肾，相合而相生，亦相克而相生也。十二经非命门不生，正不可以生克而拘视之也[8]。故心得命门而神明应物也[9]，肝得命门而谋虑也，胆得命门而决断也，胃得命门而受纳也，脾得命门而转输也，肺得命门而治节也，大肠得命门而传导也，小肠得命门而布化也，肾得命门而作强也，三焦得命门而决渎也，膀胱得命门而畜泄也。是十二经为主之官，而命门为十二官之主，有此主则十二官治，无此主则十二官亡矣[10]！命门为主，供十二官之取资，其火易衰，其火亦易旺。然衰乃真衰，旺乃假旺[11]。先天之火非先天之水不生，水中补火，则真衰者不衰矣；火中补水，则假旺者不旺矣^[12]。见其衰补火而不济之以水，则火益微；见其旺泻火而不济之以水，则火益炽^[13]。

雷公曰：何道之渺乎！非天师，又孰能知之^[14]？

陈士铎曰：命门在心肾之中，又何说之有？无如世人未知也。此篇讲得畅快，非无主之文。

[解　要]

[1] 本篇讲命门作为"十二经之主"的功能。问命门究竟为何物，即肾中小心乎？盖命门乃名也，以隐藏命宫中命气即阳气之实也。十二经非受此先天一阳之气，则一筹莫展矣。故天师明指"一阳藏于二阴之中，得非坎（☵）乎？"然而一阳自何而来？受胎成形时乾（☰）坤（☷）合一。随着成长，乾中之阳乃陷于坤之二阴之中。于是，乾坤变坎离，乾失阳爻变离（☲），仍居"天南"之本宫，是为性命之性源；坤得阳爻变坎（☵），沉陷"地北"，是即命蒂所在，名为命门，实为命宫之命气也。故命门之生理作用，有如心包之"代君出治"。

[2] 以心为主，此主之所以不明也：以心为主，此主之不明的另一要害，还在于不知"心之机在目"；而十二经得命门"精阳之气"，"上入于目而为睛"。之所以"心主神明"者，此也。

[3] 然而离心非主，离肾亦非主也：正说明肾气与"心之机在目"合成此主。

[4] 五脏七腑无不共相贯通也：贯通心肾，正荟萃于双目。对此，《灵枢》早有暗示："十二经、三百六十五络，其血气皆上于面而走空窍；其精阳之气入于目而为睛。"精阳之气即命门命宫之真火，神而明之即"睛"之功能。不过，用于顺，则顺生不生；如"顺者逆之"，行颠倒之术，又逆死不死矣！顺生不生，即命门之火绝则气绝。

[5] 命门属火，先天之火也：即受之父母的命根。命根者神

也，而气含神中，是即先天之火。

[6] 所谓一阳陷于二阴之间也：指八卦中的坎卦（☵）。中间的一个阳爻，沉陷于上、下两个阴爻之间。

[7] 人身先生命门，而后生心：与心相对而言先后，非就整体而言先后。

[8] 十二经非命门不生，正不可以生克而拘视之也：就五脏而言生，且系五行之逆，故言不以生克拘视。

[9] 故心得命门而神明应物也：心作为肉团，何由而神明应物？言心之机，得命门之内、命宫之中命气之真火也。

[10] 无此主则十二官亡矣：总结真阳之气的功能。

[11] 然衰乃真衰，旺乃假旺：所谓虚火亢阳。

[12] 火中补水，则假旺者不旺矣：不能有所偏袒。

[13] 见其旺泻火而不济之以水，则火益炽：不兼顾则偏弊生。

[14] 非天师，又孰能知之：天师何由而知之？真"千古之谜"乎。可参考李时珍对此所作答案曰："内景隧道，惟返观者能照察之。"唯难在必依法返照，久久入静，始可企及。

补充两个概念

命门经主：我们身体的五脏七腑十二经之主就是命门，因此命门称为经主。命门中的阳气，就是提供给十二经各脏腑（十二官）维持生命活动所需的。即是说，命门的阳气供十二官之取资，以维持人体的正常生命活动。

命门水火：命门之水火都是先天之水火，即无形之水火。与此相应，还有后天的水火，即一般的水火，为有形的水火。先天的水火无形，而后天的水火有形。它们之间的关系是：先天之火只有依靠先天之水才能生（补）；先天之水也只有依靠先天之火才能生（补）。有形之火，即后天之火，水能克之，即能熄灭之。

五行生克篇第三十八[1]

〔原　　文〕

雷公问于岐伯曰：余读《内经》，载五行甚详，其旨尽之乎？

岐伯曰：五行之理，又何易穷哉[2]？

雷公曰：盍不尽言之？

岐伯曰：谈天乎？谈地乎？谈人乎[3]？

雷公曰：请言人之五行。

岐伯曰：心肝脾肺肾，配火木土金水，非人身之五行乎。

雷公曰：请言其变。

岐伯曰：变则又何能尽哉[4]？试言其生克。生克之变者，生中克[5]也，克中生也，生不全生也，克不全克也，生畏克而不敢生也，克畏生而不敢克也[6]。

雷公曰：何以见生中之克乎？

岐伯曰：肾生肝，肾中无水，水涸而火腾矣，肝木受焚，肾何生乎？肝生心，肝中无水，水燥而木焦矣，心火无烟，肝何生乎？心，君火也，胞络，相火也，二火无水将自炎也。土不得火之生，反得火之害矣。脾生肺金也，土中无水，干土何以生物？烁石流金，不生金反克金矣。肺生肾水也，金中无水，死金何以出泉？崩炉飞汞，不生水反克水矣。盖五行多水则不生，五行无水亦不生也[7]。

雷公曰：何以见克中之生乎？

岐伯曰：肝克土，土得木以疏通，则土有生气矣。脾克水，水得土而畜积，则土有生基矣。肾克火，火得水以相济，则火有神光矣。心克金，然肺金必得心火以煅炼也。肺克木，然肝木必得肺金以斫削也。非皆克以生之乎[8]？

雷公曰：请言生不全生。

岐伯曰：生不全生者，专言肾水也。各脏腑无不取资于肾，心得肾水而神明焕发也[9]，脾得肾水而精微化导也，肺得肾水而清肃下行也，肝得肾水而谋虑决断也，七腑亦无不得肾水而布化也[10]。然而取资多者，分给必少矣，亲于此者疏于彼，厚于上者薄于下，此生之所以难全也[11]。

雷公曰：请言克不全克。

岐伯曰：克不全克者，专言肾火也。肾火易动难静，易逆难顺，易上难下，故一动则无不动矣，一逆则无不逆矣，一上则无不上矣。腾于心，躁烦矣；入于脾，干涸矣；升于肺，喘嗽矣；流于肝，焚烧矣；冲击于七腑，燥渴矣。虽然肾火乃雷火也，亦龙火也。龙雷之火，其性虽猛，然聚则力专，分则势散，无乎不克，反无乎全克矣[12]。

雷公曰：生畏克而不敢生者，若何？

岐伯曰：肝木生心火也，而肺金太旺，肝畏肺克，不敢生心，则心气转弱，金克肝木矣。心火生胃土也，而肾火太旺不敢生胃，则胃气更虚，水侵胃土矣。心包之火生脾土也，而肾水过泛，不敢生脾，则脾气加困，水欺脾土矣。脾胃之土生肺金也，而肝木过刚，脾胃畏肝不敢生肺，则肺气愈损，木侮脾胃矣。肺金生肾水也，而心火过炎，肺畏心克，不敢生肾，则肾气益枯，火刑肺金矣。肾水生肝木也，而脾胃过燥，肾畏脾胃之土，不敢生肝，则肝气更涸，土制肾水矣[13]。

雷公曰：何法以制之乎？

岐伯曰：制克以遂其生，则生不畏克；助生而忘其克，则克即为生[14]。

雷公曰：善。克畏生而不敢克者，又若何？

岐伯曰：肝木之盛，由于肾水之旺也，木旺而肺气自衰，柔金安能克刚木乎？脾胃土盛，由于心火之旺也，土旺而肝气自弱，僵木能克焦土乎？肾水之盛，由肺金之旺也，水旺而脾土自微，浅土能克湍水乎？心火之盛，由于肝木之旺也，火旺而肾气必虚，弱水能克烈火乎？肺金之盛，由于脾土之旺也，金盛而心气自怯，寒火能克顽金乎？

雷公曰：何法以制之？

岐伯曰：救其生不必制其克，则弱多为强，因其克反更培其生，则衰转为盛[15]。

雷公曰：善。

陈士铎曰：五行生克，本不可颠倒。不可颠倒而颠倒者，言生克之变也。篇中专言其变，而变不可穷矣。当细细观之。

〔解　要〕

[1] 本篇主要论述五行的生克。由于五行贯穿于天地人，因此重点论述五行之变。作为人之五行，具体反映于五脏，所以可举一反三，由人体小天地推广到宇宙大天地。

[2] 五行之理，又何易穷哉：五行贯穿于天、地、人三才，有常有变，其理难穷，故重点论述人体五脏的生克。

[3] 谈天乎？谈地乎？谈人乎：天、地、人为"三才"，是古人独特的朴素唯物辩证理论体系。

[4] 变则又何能尽哉：常已难究，变则难穷。

[5] 生中克：生中之克，岂止五脏？关人生死，即顺生不生。

[6] 克畏生而不敢克也：为本篇问答之提纲。

[7] 盖五行多水则不生，五行无水亦不生也：水为五行之根，既不可少，也不可多。

[8] 非皆克以生之乎：克中含生，逆死不死，顺生不生，而人每忽视顺中之克，故未老先衰也。

[9] 心得肾水而神明焕发也：焕发神明者，心之机也。"机在目"，黄帝《阴符经》始言之。否则，肉团之心，如何焕发神明？

[10] 七腑亦无不得肾水而布化也：岂仅五脏？七腑亦无不赖水气以布化。

[11] 此生之所以难全也：此论细致入微，有谁尽悉？

[12] 无乎不克，反无乎全克矣：洞察火性，物极必反，求全反不全。

[13] 则肝气更凋，土制肾水矣：此势所必然也。

[14] 助生而忘其克，则克即为生：此理甚微，宜细心体会。

[15] 因其克反更培其生，则衰转为盛：亦微言也，必精研始得其要。

小心真主篇第三十九[1]

〔原　文〕

为当[2]问于岐伯曰：物之生也，生于阳；物之成也，成于阴。阳，火也；阴，水也。二者在身，藏于何物乎？

岐伯曰：大哉问也[3]！阴阳有先后天之殊也[4]。后天之阴阳藏于各脏腑，先天之阴阳藏于命门[5]。

为当曰：命门何物也？

岐伯曰：命门者，水火之源[6]。水者，阴中之水也；火者，阴中之火也。

为当曰：水火均属阴，是命门藏阴不藏阳也，其藏阳又何所乎？

岐伯曰：命门藏阴即藏阳也。

为当曰：其藏阴即藏阳之义何居？

岐伯曰：阴中之水者，真水也；阴中之火者，真火也[7]。真火者，真水之所生；真水者，真火之所主也。水生于火者，火中有阳也；火生于水者，水中有阳也。故命门之火谓之原气，命门之水谓之原精[8]。精旺则体强，气旺则形壮。命门水火，实藏阴阳，所以为十二经之主也[9]。主者，即十二官之化源也[10]。命门之精气尽则水火两亡，阴阳间隔，真息不调，人病辄死矣[11]。

为当曰：阴阳有偏胜何也？

岐伯曰：阴胜者，非阴盛也，命门火微也；阳胜者，非阳盛也，命门水竭也[12]。

为当曰：阴胜在下，阳胜在上者，何也？

岐伯曰：阴胜于下者，水竭其源则阴不归阳矣；阳胜于上者，火衰其本则阳不归阴矣。阳不归阴则火炎于上而不降，阴不归阳则水沉于下而不升。可见命门为水火之府也，阴阳之宅也，精气之根也，死生之窦也[13]。

为当曰：命门为十二官之主，寄于何脏？

岐伯曰：七节之旁，中有小心，小心即命门也[14]。

为当曰：膈肓之上，中有父母，非小心之谓软[15]？

岐伯曰：膈肓之上，中有父母者，言三焦胞络也，非言小心也。小心在心之下、肾之中[16]。

陈士铎曰：小心在心肾之中，乃阴阳之中也。阴无阳气则火不生，阳无阴气则水不长。世人错认小心在膈肓之上，此命门真主不明也。谁知小心即命门哉[17]？

〔解　要〕

[1] 此篇重点论述"小心真主"，以明肉团心非真主，心下肾上之命门乃是"小心真主"之义。对于"小心真主"，《内经》言："心主神明，主不明则十二官危。"不是言心脏，而是言此"命门小心真主"，似乎主应明矣？但传统一脉相承秘诲认为，命门才是"门"。尚有待于入室升堂，才能得此"真主"。作为命门，犹非命宫之主的命气，即"一阳陷于二阴之中"的坎中之阳。命门在从下往上数七椎，命宫在从下往上数三至四椎之间，乃遥对前少腹之"胞为神室即下丹田"，而行使其与肺一上一下之功能。命门则前对腹脐，尚非督、任、冲三脉要冲"三关九窍"之机要。从这一逻辑论证，天师尚未全部公开，而是以命门掩盖命宫，仍为"主之不

明"也。当然,"治已病"之中医,则不斤斤计较于此;作为养生修真,以神气为性命,必修性、尽性,以至于命,始能修命了性,则必得此坎阳之主,而后方可言修命。

[2] 为当:黄帝的大臣。

[3] 大哉问也:赞赏此问"大哉",足见其不同寻常。

[4] 阴阳有先后天之殊也:先天无形,受之父母遗传;后天有形,出生后始成长者。

[5] 先天之阴阳藏于命门:借命门言命官,从相火知真火;并从"坎"而知"离",更从"后天坎离"知"先天乾坤"浑然一气之始端,即岐伯名为"命根"之魂魄,而魂魄皆神也。必知此,方知之真者。

[6] 命门者,水火之源:问与答皆含妙谛!

[7] 阴中之水者,真水也;阴中之火者,真火也:传统习称"好学善问",即黄帝君臣父子也。在此追根究底,求知其所以然,岂一般人能比?

[8] 故命门之火谓之原气,命门之水谓之原精:原气、原精,意同元气、元精,与后天有形之精、气有着本质的不同,故常见于内修名词中。

[9] 命门水火,实藏阴阳,所以为十二经之主也:此主即庄子所言"养生主"之"主"。

[10] 主者,即十二官之化源也:有此主则有化生之源。李约瑟、周士一两教授将传统"修真修道"喻为"生理炼丹",将生命能量流喻为"药物"。不解之谜即此能量流源头活水从何而来。其源头活水,或即此也?宋儒朱熹曰:"半亩方塘一鉴开,天光云影共徘徊。问渠哪得清如许,为有源头活水来。"看来朱熹是知"道"者。

[11] 水火两亡,阴阳间隔,真息不调,人病辄死矣:言精气、水火、阴阳、真息之所系者"本"也,而其"标"则在上端之性源。故不知性、修性、尽性,又如何能"至命"之本、以"修命了

性"？性与命一标一本，一上一下，故以人死为"落气"，盖即由此"缘督"一脉之上端，而沉沦到"穷发之北"的"溟海"，即尾闾命宫之下端也。

[12] 阳胜者，非阳盛也，命门水竭也：水竭火微，衰亡辄至。既有"颠倒之术"与"大明之上"，上以制下，可人定胜天，奈何坐以待毙哉？此给科研者以了彻揭示，以尽"自达达人"之责。

[13] 可见命门为水火之府也，阴阳之宅也，精气之根也，死生之窦也：借命门之名，以言尾闾坎宫，即命宫命气之实。生死之窦，暗示自情窦开而前三者顺行外向消耗，则相生又相克，成为生而不生之"死窦"；相反，行颠倒之术，双修性命，架河车，逆升三关，此又变死为"生门"矣。茫茫四海人无数，又有几人是知音？

[14] 七节之旁，中有小心，小心即命门也：尾闾实即"命门之机"，与"心之机"成正比。

[15] 膈肓之上，中有父母，非小心之谓欤：为当岂常人哉！明知故问，以求真谛。

[16] 小心在心之下，肾之中："心之下，肾之上"常闻于丹道经籍之中，斯乃真传，能不感谢为当"大哉"之问吗？

[17] 此命门真主不明也。谁知小心即命门哉：以肉团心为真主，此真主之不明也。有谁知此心下肾上之"小心"，即命门真主哉？

补充两个概念

阴阳与水火：阴阳即水火，也即神气。其源于受之父母、成形之始的命根。岐伯虽言命根即魂魄，但又概括"魂魄皆神也"。此篇专言命之真主，而深讳"所谓一阳陷于二阴之中"：一阳即命气也，即乾中之一阳也，二阴即坤之外爻也。如直言之，即深讳乾坤变坎离之实。就内修言，故必尽性［性即离（☲）中之阴］以至命［命即坎（☵）中之阳］。

真火与真水：真火即先天之火，真水乃先天之水。真阴即真水，即先天之水；真阳即真火，即先天之火。

水不克火篇第四十[1]

〔原　文〕

大封司马[2]问于岐伯曰：水克火者也，人有饮水而火不解者，岂水不能制火乎[3]？

岐伯曰：人生于火，养于水。水养火者，先天之真水也；水克火者，后天之邪水也。饮水而火热不解者，外水不能救内火也。

大封司马曰：余终不解其义，幸明示之。

岐伯曰：天开于子，地辟于丑，人生于寅[4]，寅实有火也。天地以阳气为生，以阴气为杀。阳即火，阴即水也。然而火不同，有形之火，离火也[5]；无形之火，乾火也[6]。有形之火，水之所克；无形之火，水之所生。饮水而火不解者，无形之火得有形之水而不相入也。岂惟不能解，且有激之而火炽者。

大封司马曰：然则水不可饮乎？

岐伯曰：水可少饮以解燥，不可畅饮以解氛。

大封司马曰：此何故乎？

岐伯曰：无形之火旺则有形之火微，无形之火衰则有形之火盛，火得水反炽，必多饮水也，水多则无形之火因之益微矣。无形之火微而有形之火愈增酷烈之势，此外水之所以不能救内火，非水之不克火也。

大封司马曰：何以治之？

岐伯曰：补先天无形之水，则无形之火自息矣。不可见其火热，饮水不解，劝多饮以速亡也[7]。

陈士铎曰：水分有形无形，何疑于水哉？水克有形之火，难克无形之火，故水不可饮也。说得端然实理，非泛然而论也。

〔解　　要〕

［1］本篇讲水不克火，是说水火有先天后天即有形与无形之分。说水不克火，是指外水不能克先天无形之内火。明辨两种不同性质之水火，而后提出治则。

［2］大封司马：官名。古代的司马，相当于现代主管交通的官员。

［3］岂水不能制火乎：亦明知故问，俾引出关于水火之"所以然"。

［4］天开于子，地辟于丑，人生于寅：此岂仅说明寅时属三阳之火而已，其中包含大自然之道，人们颇有不知"道"为何物，以致"闻道变色"，把"道"与封建迷信画等号，甚至迄今仍有余悸。实则"开天辟地"，即道气生成天地之自然规律。老子说"有物混成，先天地生"者何物？所谓"天开于子"，即于混混沌沌的子时生出之大气，"气之清轻者上浮而为天"；所谓"地辟于丑"，即"气之重浊者下凝而为地"；所谓"人生于寅"，即寅卯大天光，人们日出而作，故人生于寅。此"大气"，即天下万物赖之以生以长之母气。古人肉眼难辨，故"字之曰道，强名曰大"，即人人共有、人人共由之大道。盖此乃微观物质也，何封建迷信之有而存余悸乎？

［5］有形之火，离火也：讲到离火，又涉及八卦中乾坤坎离四卦。传统《易》理以乾坤比喻天地、父母，以受胎成形之始端为乾（☰）坤（☷）合一。随着出生成长，必然使乾失中爻之阳而变为离（☲），坤得此阳爻而变坎（☵），因而以先天无形之火为乾火，后天有形之火为离火。

［6］无形之火，乾火也：指受之先天遗传之火。

［7］不可见其火热，饮水不解，劝多饮以速亡也：明辨两类不同性质水火之所以然。

三关升降篇第四十一[1]

〔原　文〕

巫咸[2]问曰：人身三关在何经乎？

岐伯曰：三关者，河车之关也[3]，上玉枕，中肾脊，下尾闾[4]。

巫咸曰：三关[5]何故关人生死乎？

岐伯曰：关人生死，故名曰关[6]。

巫咸曰：请问生死之义。

岐伯曰：命门者，水中火也。水火之中实藏先天之气[7]，脾胃之气后天之气也。先天之气不交于后天，则先天之气不长；后天之气不交于先天，则后天之气不化。二气必昼夜交，而后生生不息也[8]。然而后天之气必得先天之气，先交而后生，而先天之气必由下而上升，降诸脾胃，以分散于各脏腑。三关者，先天之气所行之径道也[9]，气旺则升降无碍，气衰则阻，阻则人病矣[10]。

巫咸曰：气衰安旺乎？

岐伯曰：助命门之火，益肾阴之水，则气自旺矣[11]。

巫咸曰：善。

陈士铎曰：人有三关，故可生可死。然生死实在先天，不在后天也[12]。篇中讲后天者返死而生，非爱生而恶死。人能长守先天，何恶先天之能死乎[13]？

〔解　要〕

[1] 本篇形式上是论述三关生死之义以及导致衰病之治则，实则不止于此。所述"三关"，实非单就医事发问，而是着重于内修不传之秘发问，以求知三关所在之经，以明此三关三窍所居之位。然而，天师其实"顾左右而言他"，佯作不知，而不愿透露河车三

关之实，使人但作医事观，仍保守内修之机要。

[2] 巫咸：黄帝的大臣。

[3] 三关者，河车之关也：何以称为"河车"？岂先天之气由下而上即可形成？

[4] 上玉枕，中肾脊，下尾闾：此谈三关之名，不谈三关具体所在。本解要首做公开而详细的揭示，以利读者知晓，并提供人体内修科研。

[5] 三关：①尾闾关在尾椎下端往上数三至四椎之间，它与下丹田一前一后，遥相呼应，有冲脉居督任之间自然调剂。在练功时意守下丹田便影响尾闾。下丹田具体所在部位，用骨度法在脐下横放自己的四指（食指、中指、无名指及小指），下边沿即是。因支撑下丹田者为正对后背之尾闾，尾闾命宫位居尾椎从下往上数三至四椎节之间，故以四指横放测度，以指骨与椎骨等同，由尾闾上四椎即命门，命门前对腹脐神阙，故以四指横放脐下测定下丹田。②肾脊关即夹脊关，在命门上数五椎，加命门下至尾闾四椎，故肾脊关与尾闾之间共九椎，所以庄子有"扶摇而直上者九万里"之喻。夹脊关正对前面的中丹田。夹脊关是小周天晋升大周天突破之处。③由夹脊往上九椎为玉枕关，其部位在后发际，正对前面鼻梁处的上丹田玄关窍。此关在身之西北隅，功程运行玉枕将直渡前面之玄关窍。以上为身前之"三田"对应身后之"三关"。三田三关之间皆为冲脉要冲所在。功程进入高层，下丹田与尾闾间将"地涌金莲"；上丹田与玉枕间将"天生宝盖"；中丹田与夹脊间中央立极，此由小周天小还丹，经"五行攒簇"而形成大周天大还丹，即圣胎孕育之喻。所谓"三关河车"，即由上丹田"午降于前"，尾闾关"子升于后"合成。

[6] 关人生死，故名曰关：关人生死，除先天后天之气作为医事之外，更含人道顺行，即相生相克，有生无生之死路；行颠倒之术逆而上越三关，即逆死不死之生路。

[7] 水火之中实藏先天之气：即尾闾关命宫里的命气。它与上

丹田性宫里的"神"，合成主宰吾人形体之性命，而以神为主，以神驭气。就医事言突出"气"，就内修言突出"神"，而以神为真，以神为"生主"，故庄子谓"养生主"。

[8] 二气必昼夜交，而后生生不息也：这是基于生理之自然。如人为所谓"打通周天"，则无益而有害。

[9] 三关者，先天之气所行之径道也：言"所行径道"不单是指上行，亦可顺行而下。

[10] 气旺则升降无碍，气衰则阻，阻则人病矣：此言升降，是指降诸脾胃；气衰，指先天无形之肾气衰。

[11] 助命门之火，益肾阴之水，则气自旺矣：医家常用金匮肾气丸补肾。

[12] 生死实在先天，不在后天也：先天中含后天，如戕贼其形骸、耗丧其精气，则后天也影响先天。

[13] 人能长守先天，何恶先天之能死乎：如何返死为生？对含先天水火之肾精，开源节流，行颠倒之术，抱神以静。

表微篇第四十二[1]

[原　文]

奚仲[2]问于岐伯曰：天师《阴阳别论》中有阴结、阳结之言，结在脏乎？抑结在腑乎？

岐伯曰：合脏腑言之也。

奚仲曰：脏阴腑阳，阴结在脏，阳结在腑乎？

岐伯曰：阴结、阳结者，言阴阳之气结也。合脏腑言之，非阳结而阴不结，阴结而阳不结也。阴阳之道，彼此相根，独阳不结，独阴亦不结也。

奚仲曰：《阴阳别论》中，又有"刚与刚"之言[3]，言脏乎，言腑乎？

岐伯曰：专言脏腑也，阴阳气不和，脏腑有过刚之失，两刚相遇，阳过旺阴不相接也。

奚仲曰：脏之刚乎？抑腑之刚乎？

岐伯曰：脏刚传腑，则刚在脏也；腑刚传脏，则刚在腑也。

奚仲曰：《阴阳别论》中又有阴搏阳搏之言，亦言脏腑乎？

岐伯曰：阴搏阳搏者，言十二经之脉，非言脏腑也。虽然，十二脏腑之阴阳不和，而后十二经脉，始现阴阳之搏，否则搏之象不现于脉也。然则阴搏阳搏，言脉而即言脏腑也。

奚仲曰：善。

陈士铎曰：阴结、阳结、阴搏、阳搏，俱讲得微妙。

［解　要］

［1］此篇是就《内经·阴阳别论》中对阴结阳结、阴搏阳搏、刚柔等原来不够明确的问题，进行入微的论述，以明之。表微：表述微妙之意。前面几篇论述了有关命门经主等人之生死存亡的大事，本篇则从细微处论述脉搏跳动所反应的问题。

［2］奚仲：大臣名。

［3］又有"刚与刚"之言：疑为"又有刚与柔之言"。

呼吸篇第四十三[1]

〔原　　文〕

雷公问于岐伯曰：人气之呼吸，应天地之呼吸乎[2]？

岐伯曰：天地人同之[3]。

雷公曰：心肺主呼，肾肝主吸，是呼出乃心肺也，吸入乃肾肝也。何有时呼出不属心肺而属肾肝，吸入不属肾肝而属心肺乎[4]？

岐伯曰：一呼不再呼，一吸不再吸，故呼中有吸，吸中有呼也。

雷公曰：请悉言之。

岐伯曰：呼出者，阳气之出也[5]；吸入者，阴气之入也[6]；故呼应天，而吸应地[7]。呼不再呼，呼中有吸也；吸不再吸，吸中有呼也。故呼应天而亦应地，吸应地而亦应天。所以呼出心也、肺也，从天言之也；吸入肾也、肝也，从地言之也。呼出肾也、肝也，从地言之也；吸入心也、肺也，从天言之也。盖独阳不生，呼中有吸者，阳中有阴也；独阴不长，吸中有呼者，阴中有阳也。天之气不降，则地之气不升；地之气不升，则天之气不降。天之气下降者，即天之气呼出也；地之气上升者，即地之气吸入也。故呼出心肺，阳气也，而肾肝阴气辄随阳而俱出矣；吸入肾肝，阴气也，而心肺阳气辄随阴而俱入矣。所以阴阳之气虽有呼吸，而阴阳之根无间隔也；呼吸之间，虽有出入，而阴阳之本无两歧也[8]。

雷公曰：善。

陈士铎曰：呼中有吸，吸中有呼，是一是二，人可参天地也[9]。

〔解　　要〕

[1] 本篇专论呼吸，显然偏重于"治未病"养生修真的"凝神调息"，而非一般"治已病"之治则，值得修真之士精研细阅。以

内功首重"无视无听，抱神以静"之凝神，必神凝气聚，才能从事性命双修。欲神凝气聚，则必须借助调息。调息者，非今气功"三调"中之"顺逆""深浅"与"腹式呼吸"之所谓"调息"，而是在自然入静后，形成绵绵若存若亡时的"调度息"，即用真意引导与神气三者合一，实即"药产"与"采药"，即可"息以踵"的真人之息。

［2］应天地之呼吸乎：雷公固然知道其父"古有真人者，提挈天地，把握阴阳，呼吸精气"之实。

［3］天地人同之：老子"玄牝之门，天地之根"，而人在其中，故曰"天地人同之"。

［4］吸入不属肾肝而属心肺乎：欲求知其所以然。

［5］呼出者，阳气之出也：出自尾闾命宫之命气，故曰阳气。

［6］吸入者，阴气之入也：阴气者，指静极时太虚之清空一气，故又名"无"、名"静"，与阳气之名"有"、名"动"相对应。

［7］呼应天，而吸应地：在人体，天指心之"机在目"之内眦，即上丹田玄关窍；地可指尾闾命宫，又可指功程到静极之后在脐下形成虚无气窟的"牝"。因此，黄元吉祖师指出："玄者天也，牝者地也。"而人之"根"，亦在此天地之根中。

［8］阴阳之本无两歧也：此呼吸机理之微，不同寻常。《内经》首章，黄帝稍为泄露"古有真人者"几句而涉及呼吸，即被秦白未视为异端，导致不少后遗症。迨《外经》故物重光，可能联系及秦氏之言斥为"后人托名之作"，后人孰能做此高论哉？

［9］人可参天地也：参天地之化育，其即在静极之后，通过呼吸实现"提挈天地，把握阴阳，呼吸精气，独立守神"。

脉动篇第四十四[1]

〔原　　文〕

雷公问于岐伯曰：手太阴肺，足阳明胃，足少阴肾，三经之脉常动不休者，何也？

岐伯曰：脉之常动不休者，不止肺胃肾也。

雷公曰：何以见之？

岐伯曰：四末阴阳之会者[2]，气之大络也。四街[3]者，气之曲径也。周流一身，昼夜环转，气无一息之止，脉无一晷之停也。肺胃肾脉独动者，胜于各脏腑耳，非三经之气独动不休也。夫气之在脉也，邪气中之也，有清气中之，有浊气中之。邪气中之也，清气中在上，浊气中在下，此皆客气也。见于脉中，决于气口[4]。气口虚，补而实之；气口盛，泻而泄之。

雷公曰：十二经动脉之穴，可悉举之乎？

岐伯曰：手厥阴心包经，动脉在手之劳宫也。手太阴肺经，动脉在手之太渊也。手少阴心经，动脉在手之阴郄也。足太阴脾经，动脉在腹冲门也。足厥阴肝经，动脉在足之太冲也。足少阴肾经，动脉在足之太溪也。手少阳三焦经，动脉在面之和髎也。手太阳小肠经，动脉在项之天窗也。手阳明大肠经，动脉在手之阳溪也。足太阳膀胱经，动脉在足之委中也。足少阳胆经，动脉在足之悬钟也。足阳明胃经，动脉在足之冲阳也。各经时动时止，不若胃为六腑之原，肺为五脏之主，肾为十二经之海，各常动不休也。

陈士铎曰：讲脉之动处，俱有条理，非无因之文也。

〔解　　要〕

[1] 本篇专门论述十二经脏腑之脉动，而突出肺、胃、肾三经

之不同一般，以补《内经》之遗。从论述中看出，非天师孰能知此？甚至连肺、胃、肾三经脉动之所以然，皆洞彻无遗，真使后学者大开眼界矣！此经何伪之有？

[2] 四末阴阳之会者：四肢末梢阴经与阳经相会合的地方。

[3] 四街：气街为经络之气通行的径路，全身分四气街。头气有街，胸气有街，腹气有街，胫气有街。故气在头者，止之于脑；气在胸者，止之于膺与背腧；气在腹者，止之于背腧与冲脉于脐左右之动脉者；气在胫者，止之于气街（冲）与承山、踝上以下。气街，可以说是对经脉"结"与"标"的总结。

[4] 气口：气口即寸口、脉口，两手桡骨头内侧桡动脉的诊脉部位。

瞳子散大篇第四十五[1]

〔原　文〕

云师[2]问于岐伯曰：目病瞳子散大者，何也？

岐伯曰：必得之内热多饮也。

云师曰：世人好饮亦常耳，未见瞳子皆散大也。

岐伯曰：内热者，气血之虚也，气血虚则精耗矣[3]。五脏六腑之精皆上注于目，瞳子尤精之所注也[4]。精注瞳子而目明，精不注瞳子而目暗[5]。今瞳子散大，则视物必无准矣。

云师曰：然往往视小为大也。

岐伯曰：瞳子之系通于脑[6]，脑热则瞳子亦热，热极而瞳子散大矣。夫瞳子之精，神水也。得脑气之热，则水中无非火气，火欲爆而光不收，安得不散大乎？

云师曰：何火之虐乎？

岐伯曰：必饮火酒兼食辛热之味也。火酒大热，得辛热之味以助之，则益热矣。且辛之气散，而火酒者，气酒也，亦主散。况火酒至阳之味，阳之味必升于头面，火热之毒直归于脑中矣。脑中之精最恶散而最易散也[7]，得火酒辛热之气，有随入随散者，脑气既散于中，而瞳子散大应于外矣。彼气血未虚者，脑气尚不至尽散也，故瞳子亦无散大之象，然目则未有不昏者也[8]。

云师曰：善。

陈士铎曰：瞳子散大，不止于酒。大约肾水不足，亦能散大。然水之不足，乃火之有余也。益其阴而火降，火降而散大者不散大也。不可悟火之虐乎？必认作火酒之一者，尚非至理[9]。

[解　要]

[1] 本篇主要论述瞳子散大，意在揭示眼睛的部分生理功能以及作为两眼之睛的"神水"之由来，对认识内修有重大意义，并且，从侧面告诉人们不能酗酒。

[2] 云师：官名，鸟师，或即当时管天象与某些生物的官员。否则，不可能精确地按季节日期知"鸟始鸣，虫始动"等。

[3] 气血虚则精耗矣：所谓水亏火旺。

[4] 瞳子尤精之所注也：此句深具奥蕴！特别是内修返照为何极具威力？在《灵枢·邪气脏腑病形篇》中，岐伯更做明指："十二经三百六十五络，其血气皆上注于面而走空窍，其精阳之气入于目而为睛。"由此可知作为瞳子神水的"睛"的实质为何，更透露内修垂帘守窍之机要。

[5] 精注瞳子而目明，精不注瞳子而目暗：目呈现昏暗或白内障者，知为气血之亏耗，或饮酒过量所致，应分别防治。

[6] 瞳子之系通于脑：这里泛言"脑"，如联系本经《奇恒篇》中"脑为泥丸，即上丹田也"一语，又具深一层含义。

[7] 脑中之精最恶散而最易散也：脑藏精，恶散而易散，其散

岂仅饮酒哉？

　　[8] 然目则未有不昏者也：目昏暗乃由渐而进。

　　[9] 尚非至理：天师在此着重言饮酒，非不知不仅仅是酒。

卷
六

诊原篇第四十六[1]

〔原　　文〕

雷公问于岐伯曰：五脏六腑各有原穴[2]，诊之可以知病，何也？

岐伯曰：诊脉不若诊原也[3]。

雷公曰：何谓也？

岐伯曰：原者，脉气之所注也。切脉之法繁而难知，切腧之法约而易识[4]。

雷公曰：请言切腧之法。

岐伯曰：切腧之法，不外阴阳。气来清者阳也，气来浊者阴也。气来浮者阳也，气来沉者阴也。浮而无者，阳将绝也；沉而无者，阴将绝也。浮而清者，阳气之生也；沉而清者，阴气之生也。浮而浊者，阴血之长也；浮而清者，阳血之长也。以此诊腧，则生死浅深如见矣。

陈士铎曰：诊原法不传久矣！天师之论，真得其要也。

〔解　　要〕

[1] 本篇论述切诊原穴，不同于诊脉。或亦因黄帝公开"治未病"的养生修真至道之后，天师又公开此诊腧即诊原之法？

[2] 五脏六腑各有原穴：原穴，亦即腧穴，诊法已详，而具体的腧穴指的是什么，应进一步了解。否则众多腧穴，如何着手？

[3] 诊脉不若诊原也：说明不是一般的脉诊。

[4] 切腧之法约而易识：切脉的确繁而难知。如今一些大医院的主治医师诊脉，竟以忙中不足一两分钟即诊毕开单，如何能辨别繁杂之脉？不过以问病为主而已。总之，化繁为简，改革为切诊腧穴很好。

补充各经原穴的位置

胆经丘墟，肝经太冲，小肠经腕骨，心经神门，胃经冲阳，脾经太白，大肠经合谷，肺经太渊，膀胱经京骨，肾经太溪，三焦经阳池，心包络大陵。

·—·—·—·—·—·—·—·—·—·—·—·—·—·—·—·—·—·—·+

精气引血篇第四十七[1]

〔原　　文〕

力牧[2]问于岐伯曰：九窍出血何也？

岐伯曰：血不归经耳。

力牧曰：病可疗乎？

岐伯曰：疗非难也，引其血之归经则瘳[3]矣。

力牧曰：九窍出血，脏腑之血皆出矣，难疗而曰易疗者，何也？

岐伯曰：血失一经者重，血失众经者轻。失一经者伤脏腑也，失众经者伤经络也。

力牧曰：血已出矣，何引而归之？

岐伯曰：补气以引之，补精以引之也。

力牧曰：气虚则血难摄。补气摄血，则余已知之矣；补精引血，余实未知也。

岐伯曰：血之妄行，由肾火之乱动也。肾火乱动，由肾水之大衰也[4]。血得肾火而有所归，亦必得肾水以济之也。夫肾水肾火如夫妇之不可离也，肾水旺而肾火自归，肾火安而各经之血自息。犹妇在家而招其夫，夫既归宅，外侮辄散，此补精之能引血也。

力牧曰：兼治之乎，抑单治之乎？

岐伯曰：先补气后补精，气虚不能摄血，血摄而精可生也。精虚不能藏血，血藏而气益旺也，故补气必须补精耳[5]。

力牧曰：善！虽然血之妄出，疑火之祟耳，不清火而补气毋乃助火乎？

岐伯曰：血至九窍之出，是火尽外泄矣。热变为寒，焉可再泄火乎[6]？清火则血愈多矣。

力牧曰：善。

陈士铎曰：失血补气，本是妙理。谁知补精即补气乎？补气寓于补精之中，补精寓于补血之内，岂是泛然作论者？寒变热，热变寒，参得个中趣，才是大罗仙。

〔解　要〕

[1] 本篇主要论述九窍出血的病机与治则。一般咸知补气摄血，如用独参汤之属，天师补充出补精亦摄血以及精气两补、相得益彰之机理，丰富了血症之治则。

[2] 力牧：黄帝的大臣。

[3] 瘥（chāi）：指疾病痊愈。

[4] 肾水之大衰也：肾家亏耗，诸病随起。乐极生悲，死于安乐，其能免乎？

[5] 故补气必须补精耳：以气生于精也。

[6] 焉可再泄火乎：此理甚微，且给出了辩证。

补充几个概念

九窍出血，是指两眼、两鼻孔、两耳、口、前阴、肛门出血。中医认为九窍是人体内脏与自然界相通的要道。五脏分别与九窍相连，如肝开窍于目、心开窍于舌、脾开窍于口、肺开窍于鼻、肾开窍于耳及前后阴。九窍出血，脏腑之血皆出矣。大衄（nù，泛指身体各部位出血）是指九窍同时出血。

精气引血：通过精、气引血归经，治疗九窍出血症。

精、气、神的转化关系：老子先天之道是由精、气、神三者组合而成的。精、气、神三者都是先天事物，它们之间可以相互转化。

人的生命，道家言性命，性即神，命即气，性命即神气，又称阴阳、水火，魂魄。先天的水火即神与气，它们又称元神与元气。肾火即命门之火，补肾火即补命门之火。肾火即命气、元气，或称精阳之气、肾气。肾火衰，即命气衰，要救肾火，必须补肾水，即补元神，使肾水与肾火相济之，肾水旺而肾火自归。肾火安而各经之血自息。因精是藏于神气（即水火）之中，即藏于肾水与肾火之中，补精就是补肾水和肾火，因此补精就是补气，就能引血。

天人一气篇第四十八[1]

〔原　　文〕

大挠[2]问于岐伯曰：天有转移，人气随天而转移，其故何也？

岐伯曰：天之转移，阴阳之气也；人之气亦阴阳之气也，安得不随天气为转移乎？

大挠曰：天之气分春夏秋冬，人之气恶能分四序哉[3]？天之气配日月支干，人之气恶能配两曜[4]、一旬、十二时哉？

岐伯曰：公泥于甲子以论天也。天不可测而可测，人亦不可测而可测也。天之气有春夏秋冬，人之气有喜怒哀乐，未尝无四序也；天之气有日月，人之气有水火，未尝无两曜也；天之气有甲、乙、丙、丁、戊、己、庚、辛、壬、癸，人之气有阳蹻、阴蹻、带、冲、任、督、阳维、阴维[5]、命门、胞络，未尝无一旬也；天之气有子、丑、寅、卯、辰、巳、午、未、申、酉、戌、亥，人之气有心、肝、脾、肺、肾、心包、胆、胃、膀胱、三焦、大小肠，未尝无十二时也；天有气，人即有气以应之，天人何殊乎？

大挠曰：天之气万古如斯，人之气何故多变动乎？

岐伯曰：人气之变动因乎人，亦因乎天也。春宜温而寒，则春行冬令矣；春宜温而热，则春行夏令矣；春宜温而凉，则春行秋令矣。夏宜热而温，则夏行春令也；夏宜热而凉，则夏行秋令也；夏宜热而寒，则夏行冬令也。秋宜凉而热，非秋行夏令乎？秋宜凉而温，非秋行春令乎？秋宜凉而寒，非秋行冬令乎？冬宜寒而温，是冬行春令矣；冬宜寒而热，是冬行夏令矣；冬宜寒而凉，是冬行秋令矣。倒行逆施在天，既变动若此，欲人脏腑中不随天变动，必不得之数矣。

大挠曰：天气变动，人气随天而转移，宜尽人皆如是矣，何以有变有不变也？

岐伯曰：人气随天而变者，常也。人气不随天而变者，非常也。

大挠曰：人气不随天气而变，此正人守其常也，天师谓非常者，予不得其旨，请言其变。

岐伯曰：宜变而不变，常也。而余谓非常者，以其异于常人也。斯人也必平日固守元阳，未丧其真阴者也，阴阳不凋，随天气之变动，彼自行其阴阳之正令，故能不变耳[6]。

大挠曰：彼变动者何以治之？

岐伯曰：有余者泻之，不足者补之，郁则达之[7]，热则寒之，寒则温之，如此而已。

陈士铎曰：天人合一，安能变乎？说得合一之旨。

[解　要]
[1] 此篇论述天人一气，并说明常变在天，而人亦可胜天。只是常人难胜，非常人乃能胜。非常人即正气内存，邪不易干之人。问题在于如何才能固守元阳，不丧其真阴，以达正气内存？本经冠首几篇提供了答案。

[2] 大挠：黄帝的大臣。

[3] 恶能分四序哉：恶（wù），同乌，叹词。句意为："何能分

四序哉？”

[4] 两曜（yào）：指日和月。

[5] 阳跷、阴跷、带、冲、任、督、阳维、阴维：指以督脉和任脉为首的“奇经八脉”。

[6] 阴阳不凋，随天气之变动，彼自行其阴阳之正令，故能不变耳：异于常人者，即知顺者逆之，行颠倒之术，使保全生命之元阳、真阴，尽可能藏而不泻，俾“正气内存，邪不易干”，对此一般常人每多戕贼耗散，则非异常矣。

[7] 不足者补之，郁则达之：不足者补之，补益之法首重“节流”，再继之以“开源”的诸补法；郁则达之，亦必与“思想疏导”两相结合，单靠药物而不结合心理疏导，则难免事倍功半矣！

·-·+·-·+·-·+·-·+·-·+·-·+·-·+·-·+·-·+·-·+·-·+·-·+·-·+·-·+·-·+·-·+·-·+·-·

地气合人篇第四十九[1]

〔原　文〕

大挠问曰：天人同气，不识地气[2]亦同于人乎？

岐伯曰：地气之合于人气，《素问》《灵枢》[3]已详哉言之，何公又问也？

大挠曰：《内经》言地气，统天气而并论也，未尝分言地气。

岐伯曰：三才并立，天气即合于地气，地气即合于人气，原不必分言之也。

大挠曰：地气有独合于人气之时，请言其所以合也。

岐伯曰：言其合则合，言其分则分。

大挠曰：请言人之独合于地气。

岐伯曰：地有九州[4]，人有九窍[5]，此人之独合于地气也。

大挠曰：《内经》言之矣。

岐伯曰：虽言之，未尝分晰之也。

大挠曰：请言其分。

岐伯曰：左目合冀，右目合雍，鼻合豫，左耳合扬，右耳合兖，口合徐，脐合荆，前阴合营，后阴合幽也。

大挠曰：其病何以应之？

岐伯曰：冀之地气逆，而人之左目病焉；雍之地气逆，而人之右目病焉[6]；豫之地气逆，而人之鼻病焉[7]；扬之地气逆，而人之左耳病焉；兖之地气逆，而人之右耳病焉；徐之地气逆，而人之口病焉；荆之地气逆，而人之脐病焉；营之地气逆，而人之前阴病焉；幽之地气逆，而人之后阴病焉。此地气之合病气也。

大挠曰：有验有不验，何也？

岐伯曰：验者人气之漓也，不验者人气之固也[8]。固者多漓者少，故验者亦少，似地气之不尽合人气也，然而合者，理也。

大挠曰：既有不验，恐非定理？

岐伯曰：医统天地人以言道，乌可缺而不全乎？宁言地气，听其验不验也。

大挠曰：善。

陈士铎曰：地气实合于天，何分于人乎？地气有验不验者，非分于地气已。说其合，胡必求其合哉？

[解　要]

[1] 此篇论述地气合人，天师本不愿讲，是在问者强求下，勉为答之。问者似已知督、任之经，以及督、任之间冲脉要冲"前三田、后三关"之间潜伏着"三"之秘，而故问此"九窍"为何与地气相合之秘，而致天师似"顾左右而言他"——此传统保守、掩盖实质之套法，必综合有关经典，乃能悉之。

[2] 地气：地气指大地之气，从大地底下向地面升上来的气。地气是日月之精华，是大地母亲呼出的气息。在自然界，只有地气和天气上下相接，才有春暖花开，才会出现生机蓬勃的状态。

[3] 《素问》《灵枢》：《内经》即由《素问》《灵枢》各九九八十一篇合成。按：《内经》著成时，"岐黄"均已得闻养生修真秘诲之"三关九窍"，故引起疑问。

[4] 地有九州：①古代中国设置的九个州，《尚书·禹贡》所指九州为：冀、豫、雍、扬、兖、徐、梁、青、荆九州；《尔雅》释地九州无青、梁，有幽、营；《周礼·夏官·职方氏》所称九州无徐、梁，有幽、并。后来九州泛指中国。②古称中国为九州，与神州等同的州有九个，称大九州。

[5] 人有九窍：①上丹田，在两眼之间；②中丹田，在两乳之间；③下丹田。在脐下四指；④尾闾关，前对下丹田；⑤夹脊关，前对中丹田；⑥玉枕关，前对上丹田；⑦中央土釜，位在冲脉之中；⑧地涌金莲，位在冲脉之下；⑨天生宝盖，位在冲脉之上。其中中丹田和下丹田在任脉上，上丹田、夹脊关、玉枕关和尾闾关在督脉上，中央土釜、地涌金莲和天生宝盖在冲脉上。

九窍中的上丹田是医家命名，道名众妙之门、玄关窍、目前、眼前、释名鼻端、自在、目连等，它"理通三教，学贯人天"，共有四十多个隐讳名词。如以上述"三关九窍"作为修真至道的"道体"，不但可以"地气合人"，甚至天、地、人三才俱在。

[6] 冀之地气逆，而人之左目病焉；雍之地气逆，而人之右目病焉：如冀、雍地气逆而病双目，似有暗示"大明之上"的祖窍目内眦之意。

[7] 豫之地气逆，而人之鼻病焉：豫为天下之中而比象鼻，是否暗示两目之间的祖窍鼻端？我之所疑，每为传统习用。

[8] 验者人气之漓也，不验者人气之固也：气固而可使气不漓之外，是否因勉强凑合成不验之理，以保守另一九窍？

三才并论篇第五十[1]

〔原　文〕

鬼臾区问曰：五运之会以司六气，六气之变以害五脏，是五运之阴阳，即万物之纲纪，变化之父母，生杀之本始也。夫子何以教区乎？

岐伯曰：子言是也[2]。

鬼臾区退而作《天元纪》各论[3]，以广五运六气之义。

岐伯曰：鬼臾区之言大而肆乎！虽然，执鬼臾区之论概治五脏之病，是得一而失一也。

鬼臾区曰：何谓乎？

岐伯曰：五运者，五行也，谈五运即阐五行也。然五行止有五，五运变成六，明者视六犹五也，昧者眩六为千矣[4]。

鬼臾区曰：弟子之言非欤？

岐伯曰：子言是也。

鬼臾区曰：弟子言是，夫子有后言，请呕焚之。

岐伯曰：医道之大也，得子言大乃显。然而医道又微也，执子言微乃隐，余所以有后言也。虽然，余之后言，正显子言之大也。

鬼臾区曰：请悉言之。

岐伯曰：五运乘阴阳而变迁，五脏因阴阳而变动。执五运以治病，未必有合也；舍五运以治病，未必相离也[5]。遗五运以立言，则医理缺其半；统五运以立言，则医道该其全。予故称子言之大而肆也。

鬼臾区曰：请言缺半之理。

岐伯曰：阴阳之气，有盈有虚；男女之形[6]有强有弱。盈者虚之兆，虚者盈之机，盖两相伏也；强者弱之媒，弱者强之福，盖两相倚也。合天地人以治邪，不可止执五运以治邪也；合天地人以扶正，不可止执五运以扶正也。

鬼臾区曰：医道合天地人者始无弊乎？

岐伯曰：人之阴阳与天地相合也。阳极生阴，阴极生阳，未尝异也。世疑阴多于阳，阴有群阴，阳无二阳也，谁知阳有二阳乎？有阳之阳，有阴之阳。君火为阳之阳，相火为阴之阳。人有君火相火，而天地亦有之，始成其为天，成其为地也。使天地无君火，万物何以昭苏？天地无相火，万物何以震动？天地之君火，日之气也；天地之相火，雷之气也。雷出于地而轰于天，日临于天而照于地。盖上下相合，人亦何独不然？合天地人以治病则得其全，执五运以治病则缺其半矣！

鬼臾区稽首而叹曰：大哉，圣人之言乎！区无以测师矣。

陈士铎曰：六气即五行之论，知五行即知六气矣。世不知五运，即不知五行也；不知五行，即不知六气矣。

［解　要］

［1］本篇以三才并论的全面观点，对《内经·天元纪大论》既烦琐又片面的五运六气"言大而肆"的偏向做了纠偏论证，使医道得以昭明。长期以来，从事中医的人，恐怕多数既弄不清五运六气，又机械地用于临床实践，此诚如天师所云："执五运以治病未必有合者；舍五运以治病，未必相离也。"实则大多流于形式而昏昏视之，此诚宏论也。

［2］子言是也：鬼臾区似有不同于一般大臣之处。如《内经》有关五运六气的《天元纪大论》即出自其手，曾得黄帝欣赏。《阴阳颠倒》所述修真至道，经其转达而公开。天师不以"公"称而以"子"称，相反鬼臾区称天师为"夫子"而自称"弟子"，最终赞同称"稽首"，故鬼臾区可谓岐伯天师之入室弟子。几千年来，流传着"区区"自谦的说法，或与之有关？这都说明此篇不同寻常之处。

［3］《天元纪》各论：指《内经·天元纪大论》。

[4] 明者视六犹五也，昧者眩六为千矣：二而一，非一而二也。

[5] 舍五运以治病，未必相离也：可有可无，毋庸琐谈，反正言大而肆，即夸夸其谈，脱离实际。

[6] 男女之形：形，指形体。

五运六气离合篇第五十一[1]

[原　文]

鬼臾区问曰：五运与六气并讲，人以为异，奈何？

岐伯曰：五运非六气则阴阳难化，六气非五运则疾病不成，二者合而不离也。夫寒暑湿燥风火，此六气也；金木水火土，此五运也。六气分为六，五运分为五，何不可者？讵知六气可分，而五运不可分也。盖病成于六气，可指为寒、暑、湿、燥、风、火；病成于五运，不可指为金、木、水、火、土，以金病必兼水[2]，水病必兼木[3]，木病必兼火[4]，火病必兼土[5]，土病必兼金[6]也；且有金病而木亦病，木病而土亦病，土病而水亦病，水病而火亦病，火病而金亦病[7]也。故六气可分门以论证，五运终难拘岁以分门，诚以六气随五运以为转移，五脏因六气为变乱，此分之不可分也[8]。

鬼臾区曰：然则何以治六气乎？

岐伯曰：五运之盛衰随五脏之盛衰为强弱，五脏盛而六气不能衰，五脏强而六气不能弱。逢司天、在泉[9]之年，寒暑湿燥风火有病有不病者，正五脏强而不弱也，所以五脏盛者，何畏运气之侵哉？

鬼臾区曰：善。

陈士铎曰：六气之病，因五脏之不调也。五脏之不调，即五行之不正也。调五行即调六气矣。

〔解　要〕

〔1〕 本篇对鬼臾区所作的《内经·天元纪大论》做了提纲挈领的指正，即五运六气如斯而已。既释鬼臾区"奈何"之惑，又说明"言大而肆"之所以然，为后世辨证施治起到了指导作用。

〔2〕 金病必兼水：金病不能生水，故连及水病。

〔3〕 水病必兼木：水病不能生木，故连及木病。

〔4〕 木病必兼火：木病不能生火，故连及火病。

〔5〕 火病必兼土：火病不能生土，故连及土病。

〔6〕 土病必兼金：土病不能生金，故连及金病。金者肺也，木者肝也，水者肾也，火者心也，土者脾也。

〔7〕 金病而木亦病，木病而土亦病，土病而水亦病，水病而火亦病，火病而金亦病：此两相自病，故五运不能以岁分。

〔8〕 诚以六气随五运以为转移，五脏因六气为变乱，此分之不可分也：明确揭示，以纠前此之偏。加上诸多补《内经》之遗与未及，特别是在黄帝带头公开"治未病"的"修真至道"之后，岐伯不能不继以公开或半公开修真窍要机制，以及阐述原保守有关医事之微奥。就此而论，《外经》不是可有可无之作，而是在《内经》成书至少二三十年之后，再进行总结汇编。虽不能说后来居上，至少也是与《内经》交相辉映，可谓相得益彰之作。如再就修真至道而论，则为人体生命康复再生之学、长生不老之学，李约瑟也共识为"生理炼丹"之学，与"河洛八卦"合成我中华民族独具尖端之前科学矣。你能够上天下海，统治世界，但能不病不死吗？然而我中华民族的伟大祖先"上古天真"就真留传有不病不死之法宝。这就岂止媲美"四大发明"而已哉！你可以不以为然，但你能提供或解释人体"内景隧道"是如何发现发明的吗？甚至前人流传于"秘诲"中已知的经窍腧穴，迄今还视为"千古之谜"。孰能以更科学的论证来推翻李时珍"内景隧道，惟返观者能照察之"的结论？可能尚不能明确什么叫"返观照察"，以及如何"返观照察"，但有些人却长于对诸如《外经》（即《外经微言》）的否认与自我践踏，真

乃数典忘祖矣!

[9] 司天、在泉:司天在泉,是运气术语,司天与在泉的合称。司天象征在上,主上半年的气运情况;在泉象征在下,主下半年的气运情况。如子午年是少阴君火司天,则阳明燥金在泉;卯酉年为阳明燥金司天,则少阴君火在泉。司天与在泉,可推算一年中岁气的大体情况,及由于气运影响与发生疾病的关系。《素问·至真要大论》:"厥阴司天为风化,在泉为酸化。"

六气的司天在泉根据年支配三阴三阳的规律推算。即逢子、午之年就是少阴君火司天,逢丑、未之年就是太阴湿土司天,逢寅、申之年就是少阳相火司天,逢卯、酉之年就是阳明燥金司天,逢辰、戌之年就是太阳寒水司天,逢巳、亥之年就是厥阴风木司天。

司天之气始终在六步中的第三步,即固定在主气的三之气上。司天之气确定了,在泉之气以及左右间也就知道了。

六气分门篇第五十二[1]

[原　文]

雷公问于岐伯曰:五运六气合而不离,统言之可也。何鬼臾区分言之,多乎?

岐伯曰:五运不可分,六气不可合。

雷公曰:其不可合者,何也?

岐伯曰:六气之中,有暑、火之异也。

雷公曰:暑、火皆火也,何分乎?

岐伯曰:火不一也,暑外火,火内火也。

雷公曰:等火耳,火与火相合而相应也,奈何异视之?

岐伯曰:内火之动必得外火之引,外火之侵必得内火之召也[2]。

似可合以立论，而终不可合以分门者，内火与外火异也。盖外火，君火也；内火，相火也。君火即暑，相火即火。暑乃阳火，火乃阴火。火性不同，乌可不区而别乎？六气分阴阳，分三阴、三阳也。三阴三阳中分阳火、阴火者，分君、相之二火也。五行概言火而不分君相，六气分言火而各配支干，二火分配而暑与火各司其权，各成其病矣。故必宜分言之也[3]。鬼臾区之说非私言也[4]，实闻予论而推广之[5]。

雷公曰：予昧矣[6]！请示世之不知二火者[7]。

陈士铎曰：五行止有一火，六气乃有二火，有二火乃分配支干矣。支干虽分，而君相二火实因六气而异。言之于不可异而异者，异之于阴阳之二火也。

〔解　要〕

[1] 此篇进一步对鬼臾区所作的《天元纪大论》做彻底的阐述。后世对原作有不少昏昏然之感，经此反复论证而明彻矣！

[2] 外火之侵必得内火之召也：诚哉！内因乃起决定作用者。

[3] 暑与火各司其权，各成其病矣。故必宜分言之也：孰谓此节非细微之言乎？果有能托名作此者，吾亦愿予信奉。

[4] 鬼臾区之说非私言也：非个人臆造之言，只是"言大而肆"而已。

[5] 实闻予论而推广之：天师承担导引之责，而不悉责于人。

[6] 予昧矣：参政太子，不讳己昧，可敬可佩！

[7] 请示世之不知二火者：如何示？显示编著《外经》之由来。客观分析，孰能"创编"如是众多除黄帝以外，合乎《史记》记载之大臣名？

六气独胜篇第五十三[1]

〔原　　文〕

雍父[2]问曰：天地之气，阴阳尽之乎?

岐伯曰：阴阳足以包天地之气也，虽然阴阳之中变化错杂，未可以一言尽也。

雍父曰：请言其变。

岐伯曰：六气尽之矣。

雍父曰：六气是公之已言也，请言所未言[3]。

岐伯曰：六气之中有余不足，胜复去留，鬼臾区言之矣。尚有一端未言也，遇司天在泉之年不随天地之气转移，实有其故，不可不论也。

雍父曰：请悉论之。

岐伯曰：辰戌之岁太阳司天，而天柱不能窒抑之，此肝气之胜也；己亥之岁厥阴司天，而天蓬不能窒抑之，此心气之胜也；丑未之岁太阴司天，而天蓬不能窒抑之，此胞络之气胜也；子午之岁少阴司天，而天冲不能窒抑之，此脾气之胜也；寅申之岁少阳司天，而天英不能窒抑之，此肺气之胜也；卯酉之岁阳明司天，而天芮不能窒抑之，此肾气之胜也。[4]

雍父曰：司天之胜，予知之矣，请言在泉之胜。[5]

岐伯曰：丑未之岁太阳在泉，而地晶不能窒抑之，此肝胆之气胜也；寅申之岁厥阴在泉，而地玄不能窒抑之，此心与小肠之气胜也；辰戌之岁太阴在泉，而地玄不能窒抑之，此胞络三焦之气胜也；卯酉之岁少阴在泉，而地苍不能窒抑之，此脾胃之气胜也；己亥之岁少阳在泉，而地彤不能窒抑之，此肺与大肠之气胜也；子午之岁阳明在泉，而地阜不能窒抑之，此肾与膀胱之气胜也。

雍父曰：予闻顺天地之气者昌，逆天地之气者亡。今不为天地所窒抑，是逆天地矣，不夭而独存何也？

岐伯曰：顺之昌者，顺天地之正气也；逆之亡者，逆天地之邪气也，顺可逆而逆可顺乎？

雍父曰：同是人也，何以能独胜乎？

岐伯曰：人之强弱不同，纵欲与节欲异也[6]。

雍父曰：善。

陈士铎曰：天蓬、地玄独有二者，正分其阴阳也。阴阳同而神亦同者[7]，正显其顺逆也，可见宜顺不宜逆矣。

〔解　要〕

[1] 此篇名为"六气独胜"，即对当时局限于六气独胜之论述，我们不能求古胜今。

[2] 雍父：黄帝的大臣名。

[3] 请言所未言：知其中有所保留。

[4] 天柱，即天柱星，奇门九星之一，位于西方。天蓬，即天蓬星，位于北方；天冲，即天冲星，位于东方；天英，即天英星，位于南方；天芮，即天芮星，位于西南方。

[5] 司天、在泉：何谓司天与在泉？《内经》以一年中上半年由天气主管，下半年由地气主管，即统领上半年的客气名为"司天"，统领下半年的客气名为"在泉"，这两种客气各管半年。至于干支与司天在泉的划分，分别详于上述。

[6] 纵欲与节欲异也：仍归纳于人们因纵欲、节欲之强与弱，即强者胜，弱者必遭窒抑而变病，人不可不自强乎？

[7] 阴阳同而神亦同者：相对应之神，如天蓬、地玄等。

三合篇第五十四[1]

〔原　　文〕

雷公问曰：寒暑燥湿风火，此六气也，天地之运化何合于人而生病？

岐伯曰：五行之生化也。

雷公曰：人之五脏分金木水火土，彼此有胜负。而人病，此脏腑之自病也，何关于六气乎？

岐伯曰：脏腑之五行即天之五行、地之五行也[2]，天地人三合而生化出矣。

雷公曰：请问三合之生化。

岐伯曰：东方生风，风生木，木生酸，酸生肝，肝生筋，筋生心；在天为风，在地为木，在体为筋，在气为柔，在脏为肝；其性为暄，其德为和，其用为动，其色为苍，其化为荣，其虫毛，其政为散，其令宣发，其变摧拉，其眚[3]陨落，其味为酸，其志为怒；怒伤肝，悲胜怒，风伤肝，燥胜风，酸伤筋，辛胜酸，此天地之合人肝也[4]。

南方生热，热生火，火生苦，苦生心，心生血，血生脾；在天为热，在地为火，在体为脉，在气为炎，在脏为心；其性为暑，其德为显，其用为燥，其色为赤，其化为茂，其虫羽，其政为明，其令郁蒸，其变炎烁，其眚燔焫，其味为苦，其志为喜；喜伤心，恐胜喜，热伤气，寒胜热，苦伤气，咸胜苦，此天地之合人心也[5]。

中央生湿，湿生土，土生甘，甘生脾，脾生肉，肉生肺；在天为湿，在地为土，在体为肉，在气为充，在脏为脾；其性静坚，其德为濡，其用为化，其色为黄，其化为盈，其虫倮，其政为谧，其令云雨，其变动注，其眚淫溃，其味为甘，其志为思；思伤脾，怒胜思，湿伤肉，风胜湿，甘伤脾，酸胜甘，此天地之合人脾也[6]。

西方生燥，燥生金，金生辛，辛生肺，肺生皮毛；在天为燥，在地为金，在体为皮毛，在气为成，在脏为肺；其性为凉，其德为清，其用为固，其色为白，其化为敛，其虫介，其政为劲，其令雾露，其变肃杀，其眚苍落，其味为辛，其志为忧；忧伤肺，喜胜忧，热伤皮毛，寒胜热，辛伤皮毛，苦胜辛，此天地之合人肺也[7]。

北方生寒，寒生水，水生咸，咸生肾，肾生骨髓，髓生肝；在天为寒，在地为水，在体为骨，在气为坚，在脏为肾；其性为凛，其德为寒，其用为藏，其色为黑，其化为肃，其虫鳞，其政为静，其令为寒，其变凝冽，其眚冰雹，其味为咸，其志为恐；恐伤肾，思胜恐，寒伤血，燥胜寒，咸伤血，甘胜咸，此天地之合人肾也[8]。五脏合金木水火土，斯化生之所以出也[9]。天地不外五行，安得不合哉？

雷公曰：五行止五，不应与六气合也。

岐伯曰：六气即五行也。

雷公曰：五行五而六气六，何以相合乎？

岐伯曰：使五行止五，则五行不奇矣。五行得六气，则五行之变化无穷。余所以授六气之论，而鬼臾区乃肆言之也[10]。

雷公曰：六气之中各配五行，独火有二，此又何故？

岐伯曰：火有君相之分耳，人身火多于水，五脏之中无脏非火也，是以天地之火亦多于金木水土也，正显天地之合于人耳。

雷公曰：大哉言乎！释蒙解惑，非天师之谓欤？请载登《六气》之篇[11]。

陈士铎曰：五行不外五脏，五脏即六气之论也。因五行止有五，惟火为二，故六气合二火而论之，其实合五脏而言之也。

[解　要]

[1] 本篇合天地人三才而论，故名《三合》。其中以五行为核心，以配五脏，因六气而推演到百病。阴阳五行为祖国医学中独特理论体系而迄今不能取代者，盖基于朴素的辩证唯物，而符合客观

实际也。现代科技称人体为巨系统，宇宙为超巨系统，而传统又以人体比小天地，即小宇宙。以现代观之，诚极尽复杂，岂轻易能细致举例而概括之？然而我们炎黄子孙的始祖黄帝之天师岐伯，竟能在五千年前，即用本文作详尽之举而概括之。诚如雷公高度赞曰"大哉言乎！"可谓千古之释蒙解惑，就中医而言，孰能增减一字？岂后人能轻易托名作此？

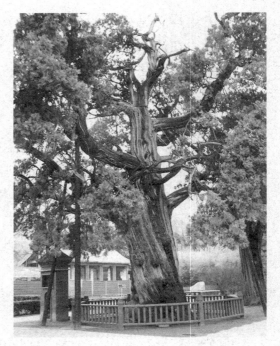

相传为黄帝手植柏树

[2] 即天之五行、地之五行也：盖以人体为小天地，即天地之缩影也。

[3] 眚（shěng）：①目病，眼病之一，夜盲症，眼睛生翳（yì）。引申为过失。②日蚀，月侵日为眚。③过失。④灾祸。⑤疾苦，⑥损削。⑦减省。

[4] 此天地之合人肝也：五行在人为五脏，在地为五行，在天则为五方与演化之六气。此言东方系统。

[5] 此天地之合人心也：此言南方系统。

[6] 此天地之合人脾也：此言中央系统。

[7] 此天地之合人肺也：此言西方系统。

[8] 此天地之合人肾也：此言北方系统。

以上是基于五行，即五运演化为六气之病变。就"治已病"而言，仅是祖国医、道整体两翼之一。尚有"治未病"，即养生修真经窍，亦罗致为以五行为核心的四象八卦，以及四方四隅而落实于主宰人体经络结构的实体之中：以主宰全身之祖窍为"心之机"所在为南，为火；以膻中为西，为金；以尾闾为北，为水；以肾脊为东，为木；以中央为土釜，而四方含四隅。此为前人以及"受真传秘诲者"方知，而科研工作者则尚未知。

[9] 五脏合金木水火土，斯化生之所以出也：一言以蔽之，五脏配合金木水火土，乃化生之源。

[10] 鬼臾区乃肆言之也：又对《内经·天元纪大论》进行纠偏，使往昔之蒙惑变为明晰。

[11] 请载登《六气》之篇：舍岐伯天师，孰能语此？

卷
七

四时六气异同篇第五十五[1]

〔原　　文〕

天老问曰：五脏合五时[2]，六经应六气，然《诊要经终篇》以六气应五脏而终于六经，《四时刺逆从论》以六经应四时而终于五脏，《诊要经终篇》以经脉之生于五脏而外合于六经，《四时刺逆从论》以经脉本于六气而外连于五脏，何也？

岐伯曰：人身之脉气，上通天，下合地，未可一言尽也[3]，故彼此错言之耳。

天老曰：章句同而意旨异，不善读之，吾恐执而不通也[4]。

岐伯曰：医统天地人以立论。不知天，何知地？不知地，何知人？脉气循于皮肉筋骨之间，内合五行，外合六气[5]，安得一言而尽乎？不得不分之，以归于一也。

天老曰：请问归一之旨。

岐伯曰：五时之合五脏也，即六气之合五脏也[6]；六气之应六经也，即五时之应六经也[7]。知其同，何难知异哉！

天老曰：善。

陈士铎曰：何尝异，何必求同；何尝同，不妨言异。人惟善求之可耳[8]！

〔解　　要〕

[1] 此篇针对《内经》中《诊要经终篇》和《四时刺逆从论》两篇因论题复杂难免有错漏，而提出纠正与说明。

[2] 五时：春夏秋冬，加上"土旺于四季"的长夏，为"五时"。

[3] 人身之脉气，上通天，下合地，未可一言尽也：通天合地

有二，一是一般地与空气接触；二是通过一定功法诀窍练功，在练功中有为而无为地通与合，即《内经》首篇"提挈天地，把握阴阳"是也。

[4] 吾恐执而不通也：提出《内经》两篇中的疑点。

[5] 脉气循于皮肉筋骨之间，内合五行，外合六气：此即天、地、人相应。

[6] 六气之合五脏也：此即下述五时合五脏，也即六气合五脏。

[7] 六气之应六经也，即五时之应六经也：皆由五行演化而来。

[8] 人惟善求之可耳：陈的评述是也。

司天在泉分合篇第五十六[1]

〔原　　文〕

天老问曰：司天在泉，二气相合，主岁何分？

岐伯曰：岁半以上，天气主之；岁半以下，地气主之。

天老曰：司天之气主上半岁乎？在泉之气主下半岁乎？

岐伯曰：然。

天老曰：司天之气何以主上半岁也？

岐伯曰：春夏者，天之阴阳也，阳生阴长，天之气也，故上半岁主之。

天老曰：在泉之气何以主下半岁也？

岐伯曰：秋冬者，地之阴阳也，阴杀阳藏，地之气也，故下半岁主之[2]。

天老曰：一岁之中，天地之气截然分乎？

岐伯曰：天地之气，无日不交。司天之气始于地之左，在泉之气本乎天之右，一岁之中，互相感召，虽分而实不分也[3]。

天老曰：然则，司天在泉何必分之乎？

岐伯曰：不分言之，则阴阳不明，奚以得阴中有阳、阳中有阴之义乎。司天之气始于地而终于天，在泉之气始于天而终于地，天地升降环转不息，实有如此，所以可合而亦可分之也。

天老曰：司天之气何以始于地？在泉之气何以始于天乎？

岐伯曰：司天之气始于地之左，地中有天也；在泉之气始于天之右，天中有地也[4]。

天老曰：善。

陈士铎曰：司天在泉，合天地以论之，才是善言天地者。

〔解　要〕

[1] 此篇具体讨论司天、在泉之所以然，问者追根究底，答者耐心细致，不少内容使后之学者大开眼界。盖《内经》成书后至少二十年《外经》方构成，其中历经实用检验，不但发现鬼臾区所作《天元纪大论》"言大而肆"，带来不少"蒙惑"，如司天在泉、五运六气等，都显得有必要进行如此文及上述相关讨论之发蒙解惑，使大论变得更有实用价值。

[2] 上半岁主之……下半岁主之：经此问答，使长期不明者明矣。

[3] 一岁之中，互相感召，虽分而实不分也：所谓"左右"，皆设像明义之词，实无所谓"左右"，故可分可不分，左右亦可有可无也。

[4] 司天之气始于地之左，地中有天也；在泉之气始于天之右，天中有地也：参考本经《呼吸篇》，可知司天、在泉之气，不犹人体"小天地"之呼吸，升中有降，吸中有呼也。

从化篇第五十七[1]

〔原　文〕

天老问曰：燥从热发，风从燥起，埃从风生，雨从湿注，热从寒来，其故何欤[2]？

岐伯曰：五行各有胜，亦各有制也。制之太过，则受制者应之，反从其化也[3]。所以热之极者，燥必随之，此金之从火也；燥之极者，风必随之，此木之从金也；风之极者，尘霾随之，此土之从木也；湿蒸之极者，霖雨随之，此水之从土也；阴寒之极者，雷电随之，此火之从水也。乃承制相从之理，何足异乎[4]？

天老曰：何道而使之不从乎？

岐伯曰：从火者润其金乎，从金者抒其木乎，从木者培其土乎，从土者导其水乎，从水者助其火乎[5]，毋不足，毋有余，得其平而不从矣。

天老曰：润其金而金仍从火，抒其木而木仍从金，培其土而土仍从木，导其水而水仍从土，助其火而火仍从水，奈何？

岐伯曰：此阴阳之已变，水火之已漓，非药石针灸之可疗也[6]。

陈士铎曰：言浅而论深。

〔解　要〕

[1] 此篇经过辨析，得出物极必反、引起从化而导致病变的原因。

[2] 其故何欤：其中之缘故为何？非昏昏之问也。

[3] 制之太过，则受制者应之，反从其化也：施治者贵在"不过"，必知"太过"则有反作用之害。

[4] 乃承制相从之理，何足异乎："承受"与"制约"乃必然

之理，故不足异。

[5] 从水者助其火乎：此为五行从化之治则。

[6] 非药石针灸之可疗也：命根竭绝，人之将死，何可救药？

冬夏火热篇第五十八[1]

〔原　文〕

胡孔甲问于岐伯曰：冬令严冷凛冽之气逼人肌肤，人宜畏寒，反生热证，何也？

岐伯曰：外寒则内益热也。

胡孔甲曰：外寒内热，人宜同病，何故独热？

岐伯曰：肾中水虚，不能制火[2]，因外寒相激而火发也。人身无脏非火，无腑非火也，无不藉肾水相养[3]。肾水盛则火藏，肾水涸则火动。内无水养则内热已极，又得外寒束之，则火之郁气一发，多不可救。

胡孔甲曰：火必有所助而后盛，火发于外，外无火助，宜火之少衰，乃热病发于夏转轻，发于冬反重，何也？

岐伯曰：此正显火郁之气也。暑日气散而火难居，冬日气藏而火难泄。难泄而泄之，则郁怒之气所以难犯而转重也。

胡孔甲曰：可以治夏者治冬乎？

岐伯曰：辨其火热之真假耳，毋论冬夏也。

胡孔甲曰：善。

陈士铎曰：治郁无他治之法，人亦治郁而已矣[4]。

〔解　要〕

〔1〕此篇辨识冬夏火热之病机，在根于肾水之盛衰。其治则在于明辨火之真假，而不在于冬夏也。

〔2〕肾中水虚，不能制火：大哉肾水！水虚不能制火，四时皆然，五脏相关。

〔3〕人身无脏非火，无腑非火也，无不藉肾水相养：水火阴阳也，脏腑同具，而阳无不借阴以养之。

〔4〕人亦治郁而已矣：郁，指郁火。

暑火二气篇第五十九[1]

〔原　文〕

祝融问于岐伯曰：暑与火皆热症也，何六气分为二乎？

岐伯曰：暑病成于夏，火病四时皆有，故分为二也。

祝融问曰：火病虽四时有之，然多成于夏，热蕴于夏而发于四时，宜暑包之矣。

岐伯曰：火不止成于夏，四时可成也。火宜藏不宜发，火发于夏日者，火以引火也。其在四时虽无火之可发，而火蕴结于脏腑之中，每能自发，其酷烈之势较外火引之者更横，安可谈暑而不谈火乎。

祝融曰：火不可发也，发则多不可救，与暑热之相犯有异乎？

岐伯曰：暑与火热同而实异也。惟其不同，故夏日之火，不可与春秋冬之火共论；惟其各异，即夏日之暑不可与夏日之火并举也。盖火病乃脏腑自生之热，非夏令暑热所成之火，故火症生于夏，仍是火症，不可谓火是暑，暑即是火也。

祝融曰：暑、火非一也，分二气宜矣。

陈士铎曰：暑与火不可并论，独吐至理。

〔解　要〕

[1] 此篇明辨暑火二气之病机病因，不能合二为一，相提并论。

<u>补充暑火之异同</u>

寒暑燥湿风火，此六气也。六气中暑火都是热，可是它们的热有异。以暑性炎热论，与火性无异，却并未分二者热之轻重；以季节时令分，把夏月之热统称为暑，也不合暑之义理。暑与热同义，然前者偏湿，后者偏燥，即所谓"暑近湿如蒸，热近燥如烘"。暑为夏令主气，乃火热之气所化。

阴阳上下篇第六十[1]

〔原　文〕

常伯问于岐伯曰：阳在上，阴在下，阳气亦下行乎？

岐伯曰：阴阳之气上下相同，阳之气未尝不行于下也。

常伯曰：寒厥到膝不到巅，头痛到巅不到膝，非阴气在下，阳气在上之明验乎？

岐伯曰：阴气生于阳，阳气生于阴，盖上下相通，无彼此之离也。阳气从阴出于经脉之外，阴气从阳入于经脉之中[2]，始得气血贯通，而五脏七腑无不周遍也[3]。寒厥到膝，阳不能达也，非阳气专在上而不在下也；头痛到巅，阴不能降也，非阴气专在下而不在上也。天地不外阴阳，天地之阴阳不交，则寒暑往来，收藏生长咸无准实[4]，人何独异哉？

陈士铎曰：阳宜达，阴宜降也。二者相反，则达者不达，降者不降矣。论理阳之达有降之势，阴之降有达之机，总贵阴阳之不可反也。

[解　要]

[1] 本篇所论阴阳，就生理而言，实即气血，可直名为卫气营血。从问上下开始，进而深入细致揭示其本质，盖气血贯注经脏，乃关系生命之主要物质也。

[2] 阴气从阳入于经脉之中：这不正是指经脉外之卫气，与经脉内之营血吗？二者日行于阳经二十五遍，夜行于阴经二十五遍，如环无端，循环不息。

[3] 始得气血贯通，而五脏七腑无不周遍也：否定了"阳上、阴下"之偏见。

[4] 天地之阴阳不交，则寒暑往来，收藏生长咸无准实：三才皆由阴阳之生化，岂止上下哉？

+·+

营卫交重篇第六十一[1]

[原　文]

雷公曰：阳气出于卫气，阴气出于营气。阴主死，阳主生。阳气重于阴气，宜卫气重于营气矣[2]。

岐伯曰：营卫交重也。

雷公曰：请问交重之旨。

岐伯曰：宗气[3]积于上焦，营气出于中焦，卫气出于下焦。盖有天地[4]，有阳气，有阴气。人禀天地之二气，亦有阴阳。卫气即阳也，由下焦[5]至中焦，以升于上焦，从阴出阳也；营气即阴也，由中焦至上焦，以降于下焦，从阳入阴也。二气并重，交相上下，交相出入，交相升降，而后能生气于无穷也。

雷公曰：阴阳不可离，予既已知之矣，但阴气难升者谓何？

岐伯曰：阴气精专，必随宗气以同行于经隧之中，始于手太阴肺经太渊穴，而行于手阳明大肠经、足阳明胃经、足太阴脾经、手少阴心经、手太阳小肠经、足太阳膀胱经、足少阴肾经、手厥阴心包经、手少阳三焦经、足少阳胆经、足厥阴肝经[6]，而又始于手太阴肺经。盖阴在内不在外，阴主守内，不主卫外，纡折而若难升，实无晷之不升也。故营卫二气，人身并重，未可重卫轻营也。

雷公曰：善。

陈士铎曰：营、卫原并重也。世重卫而轻营者，不知营卫也。

[解　　要]

[1] 本篇论述营血与卫气皆重之理，结合此论之前雷公之问，实具代表性。如咸谓补血先补气，例如当归补血汤，是否即重卫轻营，重阳轻阴？雷公对此或有察觉，明知故问，以纠《内经》之偏。

[2] 阳气重于阴气，宜卫气重于营气矣：强调阴阳平衡，又谓孤阴不生，独阳不长，亦含交重之义。

营气卫气：营气出于中焦，卫气出于下焦，是与血共行于脉中之气。营气主要从脾胃输送的水谷的本质转化而来，是水谷的本质中的营养物质。它分布在脉管之中，主要生理功能是转化血液，使血液随脉动行进并滋养全身。卫气是行于脉外的气，亦由脾胃运化的水谷精微所化生，是水谷精微的慓悍部分。它的性质慓悍槽利，不受脉管的约束，而运行于脉外。它的主要生理功能是在内散于胸腹，以温煦脏腑；在外循行于皮肤分肉之间，以调节腠理之开合，护卫肌表，润泽皮毛，抗御外邪入侵等。

[3] 宗气：积于上焦，是能量流的源头活水。它流行经隧，既有起止，又如环无端。又名大气。它是积于胸中、由肺吸入的清气与脾胃化生的水谷精气结合而成之气。实际上宗气是合营卫二气而成的。所以说"宗气者，营卫之所合也，出于肺，积于气海，行于

气脉之中，动而以息往来者也。"

［4］盖有天地：原文为"盖有天"，文义不通，故改为"盖有天地"。

［5］下焦：下焦在何处？形似胞而实为"秘诲"名命宫之尾间，包括男女皆有之"胞"，即下丹田。

［6］始于手太阴肺经……足厥阴肝经：十二经之循行，如环而无端，周流不息。

五脏互根篇第六十二[1]

〔原　　文〕

雷公问于岐伯曰：阳中有阴，阴中有阳，余既知之矣。然论阴阳之变迁也，未知阴中有阳，阳中有阴，亦有定位乎？

岐伯曰：阴阳互根[2]也，原无定位。然求其位，亦有定也。肺开窍于鼻[3]，心开窍于舌，脾开窍于口，肝开窍于目[4]，肾开窍于耳，厥阴与督脉会于巅[5]，此阳中有阴，阴居阳位也；肝与胆为表里，心与小肠为表里，肾与膀胱为表里，脾与胃为表里，肺与大肠为表里，胞络与三焦为表里，此阴中有阳，阳居阴位也。

雷公曰：请言互根之位。

岐伯曰：耳属肾而听声，声属金，是耳中有肺之阴也。鼻属肺而闻臭，臭属火，是鼻中有心之阴也。舌属心而知味，味属土，是舌中有脾之阴也。目有五轮，通贯五脏[6]，脑属肾，各会诸体[7]，是目与脑有五脏之阴也。大肠腧在脊十六椎旁[8]，胃腧在脊十二椎旁，小肠腧在脊第十八椎，胆腧在脊十椎旁，膀胱腧在中膂第二十椎，三焦腧在肾腧之上、脊第十三椎之旁，胞络无腧，寄于膈腧，在上七椎之旁[9]，是七腑阳中有阴之位也。惟各有位，故其根生生不息也，否则虚器耳，何根之有哉？

雷公曰：善。

陈士铎曰：阴中有阳、阳中有阴[10]，无位而有位者，以阴阳之有根也。

〔解　要〕

[1] 本篇名五脏互根，实即脏腑阴阳之互根，使气脉贯通而构成有机整体，表达于视、听、言、动、思维，合成人的整体。天师阐述的过经过脉，细致入微，岂止专为"治已病"而设之针刺腧穴？实则不少关系内修之经窍。人们不禁要问：现代生理解剖，历经多少时间、人力，尚不能揭示经络窍穴之奥秘，而岐伯在五千多年以前，已做出如是细微之揭示，用之于实践而无不验。毕竟何由而发现发明？真值得我们深思矣！

[2] 阴阳互根：阴阳互根为中国特色道之哲学，互根是指相互对立的事物之间的相互依存、相互依赖，任何一方都不能脱离另一方而单独存在。阴阳双方均以对方的存在为自身存在的前提和条件。阴阳所代表的性质或状态，如天与地、上与下、动与静、寒与热、虚与实、散与聚等等，不仅互相排斥，而且互为存在的条件。

[3] 肺开窍于鼻：首言肺开窍于鼻，不能视为一般，应知鼻为人身整体造端之所在，十二经、三百六十五络纲领之所在。在传统功法中，可使此"端"一以贯之，形成整体。朱熹曾借释氏《楞严经》赋诗曰："鼻端有白，我其观之。"李时珍曰："内景隧道，惟返观者能照察之。"我以为，或即由返观此鼻之造端始窍所致。

[4] 肝开窍于目：务必联系下文"目有五轮，通贯五脏"，再结合肺开窍，考察此造端之鼻，可得出五脏互根"主根系"之所在及其作用。

[5] 厥阴与督脉会于巅：即人们常说的"百会"。若以此为上

丹田，则谬矣！因与厥阴合成之穴，自不能与人体造端之始窍相提并论也。

［6］目有五轮，通贯五脏：贯通五脏，连接七腑，犹仅基于"治已病"。提到高处，两眼之睛，竟会是生死之所由：即顺生不生、逆死不死之造端；逆死不死，即颠倒之术之体现。天师固知之甚切也。

［7］脑属肾，各会诸体：脑之所以属肾，以其藏精也。"各会诸体"，蕴藏奥秘，必结合《奇恒篇》"脑为泥丸，即上丹田也"进行研究，才能从中得到真知。

［8］大肠腧在脊十六椎旁：十六椎即"肾脊关"窍位之所在。此处意义重大。因为小周天向大周天质的飞跃，即从此处质变和突破，也即和合四象攒簇五行、舒发条达之所在也。

［9］胞络无腧，寄于膈腧，在上七椎之旁：如此真知灼见，可提供针灸检验。

［10］阴中有阳、阳中有阴：一阴一阳之谓道，道蕴含阴阳，孤阴不生，孤阳不长，阳阴必须和合才能生物，所以万物的阴阳之间不是分离的，而是阴中有阳、阳中有阴。阴阳之间也会相互转化，阳极而生阴，阴极而生阳，这也是阴中有阳、阳中有阴的原因。

+·+

八风固本篇第六十三[1]

［原　文］

雷公问于岐伯曰：八风出于天乎？出于地乎？抑出于人乎？

岐伯曰：八风出于天地，与人身之五风合而成病。人无五风，天地之风不能犯也。

雷公曰：请问八风之分天地也。

岐伯曰：八风者，春夏秋冬东西南北之风也。春夏秋冬之风，时令之风也，属于天；东西南北之风，方隅[2]之风也，属于地。然而地得天之气，风乃长；天得地之气，风乃大。是八风属于天地，可分而不可分也。

雷公曰：人之五风，何以合天地乎？

岐伯曰：五风者，心肝脾肺肾之风也，五脏虚而风生矣[3]。以内风召外风，天地之风始翕然相合。五脏不虚，内既无风，外风何能入乎[4]？

雷公曰：风既入矣，祛外风乎？抑消内风乎？

岐伯曰：风由内召，不治内将何治乎？

雷公曰：治内风，而外风不散奈何？

岐伯曰：内风不治，外风益入，安得散乎[5]？治脏固其本，治风卫其标，善治八风者也[6]。

雷公曰：何言之善乎！请志之，传示来者[7]。

陈士铎曰：小风之来，皆外感也，外感因于内召。故单治内不可也，单治外亦不可也。要在分之中宜合，合之中宜分也[8]。

[解　要]

[1] 此篇对八风及其本始进行辨析：何为八风？八风因何致病？并提出标本兼治之方。举一反三，治身治国同然，故曰"何言之善乎！"

[2] 方隅：即东、南、西、北四方，以及东南、西南、西北、东北四隅也。

[3] 五脏虚而风生矣：五脏空虚则风来，人们应预防脏虚。

[4] 五脏不虚，内既无风，外风何能入乎：正气充实，虚邪贼风则不易干。

[5] 内风不治，外风益入，安得散乎：内因为主，安内为主，固本为主。

［6］治脏固其本，治风卫其标，善治八风者也：指出病因，提出治则。

［7］请志之，传示来者：说明集成《外经》之由来，以补《内经》之未及。

［8］要在分之中宜合，合之中宜分也：宜分宜合之法，即标本兼治也。

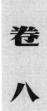

卷八

八风命名篇第六十四[1]

〔原　　文〕

少俞问于岐伯曰：八风分春夏秋冬、东西南北乎？

岐伯曰：然。

少俞曰：东西南北不止四风，合之四时，则八风不足以概之也。

岐伯曰：风不止八，而八风实足概之。

少俞曰：何谓也？

岐伯曰：风从东方来，得春气也；风从东南来，得春气而兼夏气矣；风从南方来，得夏气也；风从西南来，得夏气而兼秋气矣；风从西方来，得秋气也；风从西北来，得秋气而兼冬气矣；风从北方来，得冬气也；风从东北来，得冬气而兼春气矣。此方隅、时令合而成八也。

少俞曰：八风有名乎？

岐伯曰：东风名和风也，东南风名薰风也，南风名热风也，西南风名温风也，西风名商风也，西北风名凉风也，北风名寒风也，东北风名阴风也，又方隅、时令合而名之也。

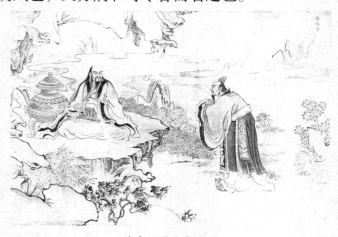

黄帝问道广成子图

少俞曰：其应病何如乎？

岐伯曰：和风伤在肝也，外病在筋；薰风伤在胃也，外病在肌；热风伤在心也，外病在脉；温风伤在脾也，外病在腹；商风伤在肺也，外病在皮；凉风伤在膀胱也，外病在营卫；寒风伤在肾也，外病在骨；阴风伤在大肠也，外病在胸胁。此方隅时令与脏腑相合而相感也。然而脏腑内虚，八风因得而中之。邪之所凑，其气必虚，非空言也[2]。

少俞曰：人有脏腑不虚而八风中之者，又是何谓？

岐伯曰：此暴风猝中，不治而自愈也。

陈士铎曰：八风之来皆外感也，外感因于内召。故治内而外邪自散；若自外病者，不必治之。

〔解　要〕

[1] 此篇论述八风命名及其可致病变之治则。仍含正气内存，邪不易干，人其珍重的要义。

[2] 邪之所凑，其气必虚，非空言也：病必由虚，自然之理。

太乙篇第六十五[1]

〔原　文〕

风后[2]问于岐伯曰：八风可以占疾病之吉凶乎？

岐伯曰：天人一理也，可预占以断之[3]。

风后曰：占之不验何也？

岐伯曰：有验有不验者，人事之不同耳，天未尝不可占也[4]。

风后曰：请悉言之。

岐伯曰：八风休咎，无日无时不可占也。如风从东方来，寅卯辰时则顺；否则逆矣，逆则病。风从西方来，申酉戌时则顺[5]；否则逆矣，逆则病。风从南方来，巳午未时则顺；否则逆矣，逆则病。风从北方来，亥子丑时则顺；否则逆矣，逆则病[6]。

风后曰：予闻古之占风也，多以太乙[7]之日为主。

天师曰：无日无时不可占也，恐不可为训乎？占风以太乙日决病，所以验不验也。

风后曰：舍太乙以占吉凶，恐不验更多耳。

岐伯曰：公何以信太乙之深也？

风后曰：太乙移日，天必应之风雨，风雨和则民安而病少，风雨暴则民劳而病多。太乙在冬至日有变，占在君；太乙在春分日有变，占在相；太乙在中宫日有变，占在相吏；太乙在秋分日有变，占在将；太乙在夏至日有变，占在民。所谓有变者，太乙居五宫之日，得非常之风也。各以其所主占之，生吉克凶，多不爽也。

岐伯曰：请言风雨之暴[8]。

风后曰：暴风南方来，其伤人也，内舍于心，外在脉，其气主热。暴风西南方来，其伤人也，内舍于脾，外在肌，其气主弱。暴风西方来，其伤人也，内舍于肺，外在皮肤，其气主燥。暴风西北方来，其伤人也，内舍于小肠，外在手太阳脉，脉绝则溢，脉闭则结不通，善暴死，其气主清。暴风从北方来，其伤人也，内舍于肾，外在骨与肩背之膂筋，其气主寒。暴风东北方来，其伤人也，内舍于大肠，外在两胁腋骨下及肢节，其气主温。暴风东方来，其伤人也，内舍于肝，外在筋经，其气主湿。暴风东南方来，其伤人也，内舍于胃，外在肌肉，其气主重着。言风，而雨概之矣。

岐伯曰：人见风辄病者，岂皆太乙之移日乎[9]？执太乙以占风，执八风以治病，拘泥于论风也[10]。夫百病皆始于风[11]，人之气血虚馁，风乘虚辄入矣[12]，何待太乙居宫哉？

陈士铎曰：人病全不在太乙，说得澹而有味。

〔解　　要〕

[1] 此篇辨析太乙占风之术，以及执着于太乙术以治病之弊。风后作为黄帝之大臣，拘泥于此术之代表，滔滔不绝，班门弄斧。天师耐心听取，并启发其尽所欲言，又要言不烦地予以批判和婉言驳斥，以除其弊。

[2] 风后：黄帝管风的大臣。据《史记》记载："帝梦而得其人"，故名。

[3] 天人一理也，可预占以断之：此即凭河洛、八卦之占卜。

[4] 天未尝不可占也：卜以决疑，不疑何卜？即卜亦因人而定，岂尽卜之天！天何言哉？

[5] 风从西方来，申酉戌时则顺：原文误作"风从北方来，申酉戌时则顺"，据文义改之。

[6] 逆则病：逆者，虚邪贼风也，故易致病，应避之以时。

[7] 太乙：又称太乙数，太乙是术数的一种，为三式（我国古代术数中三大秘术太乙、奇门、六壬同称"三式"）之首，是古代高层次预测学，相传太乙式产生于黄帝战蚩尤时。

太乙移日：按太乙占吉日的变化。

[8] 请言风雨之暴：知其拘泥，姑让其言之。

[9] 人见风辄病者，岂皆太乙之移日乎：此问，风后无言以答。

[10] 执八风以治病，拘泥于论风也：婉言驳斥其谬。

[11] 夫百病皆始于风：风为百病之长，虚邪贼风为致病之外因。

[12] 人之气血虚馁，风乘虚辄入矣：起决定作用之内因虚馁，即招风来也。如正气内存，邪岂能干？

补充相关解要

十二时辰时间表：古代将一昼夜分为十二时辰，即子、丑、寅、卯、辰、巳、午、未、申、酉、戌、亥。每一时辰相当于现代的两个小时。十二时辰时间表：子时二十三点至一点，丑时一点至三点，寅时三点至五点，卯时五点至七点，辰时七点至九点，巳时九点至十一点，午时十一点至十三点，未时十三点至十五点，申时十五点至十七点，酉时十七点至十九点，戌时十九点至二十一点，亥时二十一点至二十三点。

为顺四风与时辰对照表：北风，亥子丑；东风，寅卯辰；南风，巳午未；西风，申酉戌。否是逆矣，逆则病。

亲阳亲阴篇第六十六[1]

〔原　　文〕

风后问于岐伯曰：风与寒异乎？

岐伯曰：异也。

风后曰：何异乎？

岐伯曰：风者，八风也；寒者，寒气也。虽风未有不寒者，要之风、寒各异也。

风后曰：风与寒有异，入人脏腑，亦有异乎？

岐伯曰：风入风府[2]，寒不入风府也。

风后曰：其义何居？

岐伯曰：风阳邪，寒阴邪。阳邪主降，阴邪主升。主降者，由风府之穴而入，自上而下也；主升者，不由风府，由脐[3]之穴而入，自下而上也。

风后曰：阴邪不从风府入，从何穴而入乎？

岐伯曰：风府之穴，阳经之穴也；脐之穴，阴经之穴也。阳邪从阳而入，故风入风门也；阴邪从阴而入，故寒入脐也。阳亲阳，阴亲阴，此天地自然之道也。

风后曰：风穴招风，寒穴招寒。风门，风穴也，宜风之入矣。脐非寒穴也，何寒从脐入乎？

岐伯曰：脐非寒穴，通于命门，命门火旺则寒不能入，命门火衰则腹内阴寒，脐有不寒者乎？阴寒之邪遂乘虚寒之隙，夺脐而入矣，奚论寒穴哉？

风后曰：善。

陈士铎曰：阳邪入风府，阴邪入脐，各有道路也。

[解　要]

[1] 本篇论述风寒之差异，以及进入人体的道路。

[2] 风府：风府穴属于督脉上，位于人体项部，在枕后区，当后发际正中直上一寸，枕外隆凸直下，两侧斜方肌之间凹陷处。也就是后脑勺下面，枕骨隆起部位的正下方，用手按压有明显的酸痛感。按风府穴可以缓解并治疗落枕、失眠、神经性头痛、目眩、咽喉肿痛、流行性感冒等症状。风府之穴，阳经之穴，风是阳邪，阳邪从阳而入，故风入风门也。阳邪主降，风从风府之穴而入，自上而下。寒是阴邪，不入风府，而是从脐之穴而入，自下而上也。

[3] 脐：脐非寒穴。通于命门，命门火旺则寒不能入，命门火衰则腹内阴寒，阴寒之邪遂乘虚寒之隙，夺脐而入矣，自下而上也。

异传篇第六十七[1]

[原　文]

雷公问曰：各脏腑之病皆有死期，有一日即死者，有两三日死者，有四五日死者，有五六日至十余日死者，可晰言之乎？

岐伯曰：病有传经、不传经之异，故死有先后也。

雷公曰：请问传经。

岐伯曰：邪自外来[2]，内入脏腑，必传经也。

雷公曰：请问不传经。

岐伯曰：正气虚自病，则不传经也。

雷公曰：移寒移热，即传经之谓乎？

岐伯曰：移即传之义，然移缓传急。

雷公曰：何谓乎？

岐伯曰：移者，脏腑自移；传者，邪不欲在此腑，而传之彼脏也。故移之势缓而凶，传之势急而暴，其能杀人则一也。

雷公曰：其传经杀人若何？

岐伯曰：邪入于心，一日死。邪入于肺，三日传于肝，四日传于脾，五日传于胃，十日死。邪入于肝，三日传于脾，五日传于胃，十日传于肾，又三日邪散而愈，否则死。邪入于脾，一日传于胃，二日传于肾，三日传于膀胱，十四日邪散而愈，否则死。邪入于胃，五日传于肾，八日传于膀胱，又五日传于小肠，又二日传于心则死。邪入于肾，三日传于膀胱，又三日传于小肠，又三日传于心则死。邪入于膀胱，五日传于肾，又一日传于小肠，又一日传于心则死。邪入于胆，五日传于肺，又五日传于肾，又五日传于心则死。邪入于三焦，一日传于肝，三日传于心则死。邪入于胞络，一日传于胃，二日传于胆，三日传于脾，四日传于肾，五日传于肝，不愈则再传，再传不愈则死。邪入于小肠，一日传于膀胱，二日传于肾，三日传于胞络，四日传于胃，五日传于脾，六日传于肺，七日传于肝，八日传于胆，九日传于三焦，十日传于大肠，十一日复传于肾，如此再传，不已则死。邪入于大肠，一日传于小肠，二日传于三焦，三日传于肺，四日传于脾，五日传于肝，六日传于肾，七日传于心则死。不传心仍传小肠，则生也。邪入于胆，往往不传，故无死期可定。然邪入于胆，往往如见鬼神，有三四日即死者，此热极自焚也。

雷公曰：善。

陈士铎曰：移缓传急，确有死期可定，最说得妙。

〔解　要〕

〔1〕此篇主要论述五脏六腑的病邪转移和传变规律，并预定死期。异传者，指五脏六腑感受不同的邪气后出现不同的传经。就当时条件而言，固然是基于实践总结之定论，但作为现代临床，作为参考可也，决不能视为一成不变之教条，而应根据现实客观条件具体分析对待。因现代医药条件既可预防阻止，又可快速救治，使之不传不移，从而改变从前的结论。当然，现代病症又必然有新的发生与新的疗治方法，总不能机械对待，而应以古厚今，作为科研和临床的参考。

〔2〕邪自外来：外邪，即虚邪贼风之属，但多由内虚召来。

伤寒知变篇第六十八[1]

〔原　文〕

雷公问曰：伤寒一日，巨阳[2]受之，何以头项痛、腰脊强[3]也？

岐伯曰：巨阳者，足太阳也。其脉起于目内眦[4]，上额交巅，入络脑[5]，还出别下项，循肩膊内，挟脊抵腰中[6]。寒邪必先入于足太阳之经，邪入足太阳，则太阳之经脉不通，为寒邪所据，故头项痛、腰脊强也。

雷公曰：二日阳明受之，宜身热、目疼、鼻干、不得卧矣；而头项痛、腰脊强，又何故欤？

岐伯曰：此巨阳之余邪未散也。

雷公曰：太阳之邪未散，宜不入阳明矣。

岐伯曰：二日则阳明受之矣。因邪留恋太阳，未全入阳明，故头项尚痛，腰脊尚强，非二日阳明之邪全不受也。

雷公曰：三日少阳受之，宜胸胁痛、耳聋矣，邪宜出阳明矣。

既不入少阳，而头项腰脊之痛与强，仍未除者，又何故欤？

岐伯曰：此邪不欲传少阳，转回于太阳也。

雷公曰：邪传少阳矣，宜传入于三阴之经，何以三日之后太阳之症仍未除也？

岐伯曰：阳经善变，且太阳之邪与各经之邪不同，各经之邪循经而入，太阳之邪出入自如，有入、有不尽入也。惟不尽入，故虽六七日，而其症未除耳。甚至七日之后，犹然头项痛、腰脊强，此太阳之邪乃原留之邪，非从厥阴复出而传之足太阳也。

雷公曰：四日太阴受之，腹满嗌干；五日少阴受之，口干舌燥；六日厥阴受之，烦满囊缩。亦有不尽验者，何也？

岐伯曰：阴经不变。不变而变者，邪过盛也。

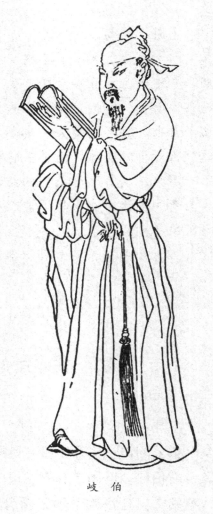

岐伯

雷公曰：然则三阳三阴之经皆善变也，变则不可以日数拘矣。

岐伯曰：日数者，言其常也；公问者，言其变也[7]。变而不失其常，变则可生，否则死矣。

雷公曰：两感于寒者，变乎？

岐伯曰：两感者，越经之传也，非变也。

陈士铎曰：伤寒之文，世人不知。读此论，人能悟否？无奈治伤寒者不能悟也。

〔解　要〕

〔1〕本篇名为《伤寒知变》，因为《内经》言常而遗变，在实践中每有不验。问者为此提出疑问，经天师揭示而"知变"，则问题迎刃而解矣。实际人们体质各异，医经只就常而言，在临床上必活学活用，而不可机械也。

〔2〕巨阳：巨阳者足太阳也，其脉起于目内眦，是太阳经之别名。

〔3〕腰脊强：强直，即活动不自如也。

〔4〕目内眦：首论督脉之巨阳，而其脉起于目内眦。一般中医每以为无所谓。作为知内修真谛者，可知此即"缘督"之经，生身之始端所在。

〔5〕上额交巅，入络脑：巅，即督脉与厥阴交会之百会。"入络脑"，天师所言"脑"的概念，即《奇恒篇》所谓"脑为泥丸，即上丹田也"。上丹田亦即"目内眦"，此处约有三十以上异名。

〔6〕挟脊抵腰中：挟脊，即夹脊关，又名"肾脊关"。

〔7〕公问者，言其变也：有意补《内经》未及也。

伤寒异同篇第六十九[1]

〔原　文〕

雷公问于岐伯曰：伤寒之病多矣，可悉言之乎？

岐伯曰：伤寒有六，非冬伤于寒者，举不得谓伤寒也。

雷公曰：请言其异。

岐伯曰：有中风，有中暑，有中热，有中寒，有中湿，有中疫，其病皆与伤寒异。伤寒者，冬月感寒邪，入营卫，由腑而传于脏也。

雷公曰：暑热之症感于夏，不感于三时[2]，似非伤寒矣。风寒湿疫多感于冬日也，何以非伤寒乎？

岐伯曰：百病皆起于风[3]。四时之风，每直中于脏腑，非若传经之寒，由浅而深入也。寒之中人，自在严寒，不由营卫直入脏腑。是不从皮肤渐进，非传经之伤寒也。水旺于冬，而冬日之湿反不深入，以冬令收藏也，他时则易感矣[4]。疫来无方，四时均能中疫，而冬疫常少。二症俱不传经，皆非伤寒也[5]。

雷公曰：寒热之不同也，何热病亦谓之伤寒乎？

岐伯曰：寒感于冬，则寒必变热；热变于冬，则热即为寒。故三时之热病不可

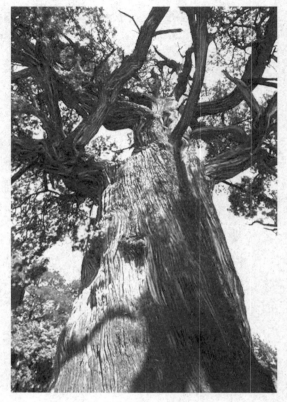

传为黄帝手植柏树近景

谓寒，冬日之热病不可谓热，是以三时之热病不传经，冬日之热病必传经也。

雷公曰：热病传经，乃伤寒之类也，非正伤寒也。何天师著《素问》有"热病传经"之文，而伤寒反无之，何也？

岐伯曰：类宜辨而正不必辨也，知类即知正矣[6]。

雷公曰：善。

陈士铎曰：伤寒必传经，断在严寒之时，非冬日伤寒，举不可谓伤寒也。辨得明，说得出。

〔解　要〕

〔1〕此篇明辨何者为正伤寒（即伤寒），何者为非伤寒（即类伤寒）。两者之区别在于：冬令得之者为伤寒，其余三时则非伤寒（即类伤寒）。伤寒的特点在于传经。此借太子雷公之问，深入论述，以补《内经》之未言及者。祖先对后代负责如此！

〔2〕暑热之症感于夏，不感于三时：此三时为除夏以外的春、秋与冬三季。

〔3〕百病皆起于风：言主要之外因也。起决定作用者必为内因。如正气内存，则风亦无隙可入，故养生首重预防。

〔4〕他时则易感矣：格物致知入微，岂一般后人所能知？

〔5〕二症俱不传经，皆非伤寒也：区别在于是否传经。伤寒必传经；类伤寒非伤寒，即冬令以外三时感受一般寒邪也。

〔6〕知类即知正矣：言简意赅，足以服人。

风寒殊异篇第七十[1]

〔原　文〕

风后问于岐伯曰：冬伤于寒与春伤于寒，有异乎？

岐伯曰：春伤于寒者，风也，非寒也。

风后曰：风即寒也，何异乎？

岐伯曰：冬日之风则寒，春日之风则温。寒伤深，温伤浅。伤深者入少阳而传里，伤浅者入少阳而出表[2]，故异也。

风后曰：传经乎？

岐伯曰：伤冬日之风则传，伤春日之风则不传也。

风后曰：其不传何也？

岐伯曰：伤浅者，伤在皮毛也。皮毛属肺，故肺受之。不若伤深者，入于营卫也[3]。

风后曰：春伤于风，头痛鼻塞，身亦发热，与冬伤于寒者，何无异也？

岐伯曰：风入于肺，鼻为之不利，以鼻主肺也。肺既受邪，肺气不宣，失清肃之令，必移邪而入于太阳矣。膀胱畏邪，坚闭其经，水道失行，水不下泄，火乃炎上，头即痛矣。夫头乃阳之首也，既为邪火所据，则一身之真气皆与邪争，而身乃热矣。

风后曰：肺为胃之子，肺受邪，宜胃来援，何以邪入肺而恶热，口渴之症生，岂生肺者转来刑肺乎？

岐伯曰：胃为肺之母，见肺子之寒，必以热救之。夫胃之热，心火生之也。胃得心火之生，则胃土过旺。然助胃必克肺矣，火能刑金，故因益而反损也。

风后曰：呕吐者何也？

岐伯曰：此风伤于太阴也。风在地中，土必震动，水泉上溢，则呕吐矣。散风，而土自安也。

风后曰：风邪入太阳头痛，何以有痛、不痛之殊也。

岐伯曰：肺不移风于太阳，则不痛耳。

风后曰：风不入于太阳，头即不痛乎？

岐伯曰：肺通于鼻，鼻通于脑[4]。风入于肺，自能引风入脑而作头痛。肺气旺，则风入于肺，而不上走于脑，故不痛也。

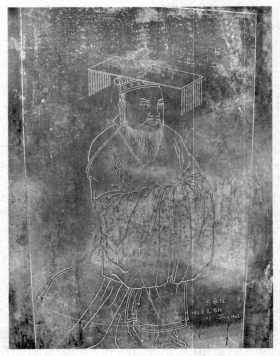

黄帝石刻像

风后曰：春伤于风，往来寒热，热结于里，何也？

岐伯曰：冬寒入于太阳，久则变寒；春风入于太阳，久则变热。寒则动传于脏，热则静结于腑[5]。寒在脏，则阴与阳战而发热；热在腑，则阳与阴战而发寒[6]。随脏腑之衰旺，分寒热之往来也。

风后曰：伤风自汗何也？

岐伯曰：伤寒之邪，寒邪也；伤风之邪，风邪也。寒邪入胃，胃恶寒而变热；风邪入胃，胃喜风而变温，温则不大热也。得风以扬之，火必外泄，故汗出矣。

风后曰：春伤于风，下血谵语，一似冬伤于寒之病，何也？

岐伯曰：此热入血室，非狂也。伤于寒者，热自入于血室之中，其热重；伤于风者，风祛热入于血室之内，其热轻也。

风后曰：谵语而潮热者，何也？

岐伯曰：其脉必滑者也。

风后曰：何也？

岐伯曰：风邪入胃，胃中无痰则发大热，而谵语之声高；胃中有痰，则发潮热，而谵语之声低。潮热发谵语，此痰也。滑者，痰之应也。

风后曰：春伤于风，发厥，心下悸，何也？

岐伯曰：伤于寒者邪下行，伤于风者邪上冲也。寒乃阴邪，阴则走下；风乃阳邪，阳则升上。治寒邪，先定厥，后定悸；治风邪，先定悸，后定厥，不可误也。

风后曰：伤于风而发热，如见鬼者，非狂乎？

岐伯曰：狂乃实邪，此乃虚邪也。实邪从太阳来也，邪炽而难遏；虚邪从少阴来也，邪旺而将衰。实邪，火逼心君而外出，神不守于心也[7]；虚邪，火引肝魂而外游，魄不守于肺也[8]。

风后曰：何论之神乎？吾无测师矣[9]！

陈士铎曰：风与寒殊，故论亦殊，人当细观之。

[解　要]

[1] 此篇是关于风与寒差别的辨证。盖黄帝之大臣风后已有所知，而有意细致入微地请问天师，对后世临床辨证论治大有裨益，亦补充《内经》之作也。

[2] 伤深者入少阳而传里，伤浅者入少阳而出表：少阳半表半里，故可入亦可出。入则病增，出则病减矣。

[3] 不若伤深者，入于营卫也：深入卫气营血，邪转深矣。

[4] 肺通于鼻，鼻通于脑：从中医角度看来，平淡无奇；而知内修之真者，对此必拈花微笑，会意鼻与脑之机要矣。

[5] 寒则动传于脏，热则静结于腑：此两句之"动静""寒热"，疑颠倒了？

[6] 寒在脏，则阴与阳战而发热；热在腑，则阳与阴战而发寒：因上两句之颠倒，是否也影响到此二句的结论？

[7] 实邪，火逼心君而外出，神不守于心也：神即性命之性也。性有性源，与"心之机"所在相对应。神不守于心，即不守于"心之机"也。

[8] 虚邪，火引肝魂而外游，魄不守于肺也：习称肝藏魂，肺藏魄。然而，天师在本经《命根养生篇》中说："魂魄皆神也。"

[9] 吾无测师矣：原为测度其师之作，妙哉！

阴寒格阳篇第七十一[1]

[原　文]

盘盂[2]问于岐伯曰：大小便闭结不通，饮食辄吐，面赭唇焦，饮水亦呕，脉又沉伏，此何症也？

岐伯曰：肾虚寒盛，阴格阳也[3]。

盘盂曰：阴何以格阳乎？

岐伯曰：肾少阴经也，恶寒喜温。肾寒则阳无所附，升而不降矣。

盘盂曰：其故何也？

岐伯曰：肾中有水火存焉，火藏水中，水生火内，两相根而两相制也。邪入则水火相离，而病生矣。

盘盂曰：何邪而使之离乎？

岐伯曰：寒热之邪皆能离之，而寒邪为甚。寒感之轻，则肾中之虚阳上浮，不至格拒之至也。寒邪太盛，拒绝过坚，阳格阴而力衰，阴格阳而气旺，阳不敢居于下焦，冲逆于上焦矣。上焦冲逆，水谷入喉，安能下入于胃乎？

盘盂曰：何以治之？

岐伯曰：以热治之。

盘盂曰：阳宜阴折，热宜寒折。今阳在上而作热，不用寒反用热，不治阴反治阳，岂别有义乎？

岐伯曰：上热者，下逼之使热也；阳升者，阴祛之使升也。故上热者，下正寒也[4]，以阴寒折之转害之矣。故不若以阳热之品，顺其性而从治之，则阳回而阴且交散也。

盘盂曰：善。

陈士铎曰：阴胜必须阳折，阳胜必须阴折，皆从治之法也。

〔解　要〕

〔1〕此篇论述阴寒格阳的病因和病机，并提出阳热的治则。

〔2〕盘盂：黄帝的大臣。

〔3〕肾虚寒盛，阴格阳也：肾虚寒盛是主因，则不难找到治则。

〔4〕故上热者，下正寒也：提出上热下寒的病机，则治在其中矣。故中医着重气化之升降，而西医则重形质。

补充概念"阴寒格阳"

所谓格阳，即阴盛格阳，由于体内阴寒过盛，把微弱的阳气格拒于外，而表现为内真寒而外假热的证候。这是由于阴阳不相协调而产生的格拒现象，当阴寒过盛，阳气相当衰弱，阴阳不能相互维系，就会出现强阴把弱阳格拒于外的病理现象。

春温似疫篇第七十二[1]

〔原　　文〕

风后问于岐伯曰：春日之疫，非感风邪成之乎？

岐伯曰：疫非独风也。春日之疫，非风而何？

风后曰：然则春温即春疫乎？

岐伯曰：春疫非春温也。春温有方，而春疫无方也。

风后曰：春疫无方，何其疾之一似春温也？

岐伯曰：春温有方，而时气乱之，则有方者变而无方，故与疫气正相同也。

风后曰：同中有异乎？

岐伯曰：疫气热中藏杀，时气热中藏生[2]。

风后曰：热中藏生，何多死亡乎？

岐伯曰：时气者，不正之气也。脏腑闻正气而阴阳和，闻邪气而阴阳乱。不正之气即邪气也，故闻之而辄病，转相传染也[3]。

风后曰：闻邪气而不病者，又何故欤？

岐伯曰：脏腑自和，邪不得而乱之也。春温传染，亦脏腑之虚也[4]。

风后曰：脏腑实而邪远，脏腑空而邪中，不洵然乎？

陈士铎曰：温似疫证，不可谓温即是疫，辨得明爽。

[解　要]

[1] 这是对春温似疫而非疫以及两者病机、病因不同的明辨。春温因方隅之风邪引起而藏生；疫则无方而藏杀，且转相传染，甚至死亡。同时，揭示"正气内存，邪不易干"，病因在于脏腑之虚也。

春温似疫：春温，即春天的温病。不是因为春天怎么样了，而是冬天的寒冷伏邪发作导致的。春温，即今之流感、乙脑之类。各位要小心冬天不要受寒，也就是不要被寒邪所伤。

[2] 疫气热中藏杀，时气热中藏生：由时疫之气引起的发热，热势重，其中暗藏杀机；而由时气引起的发热，热势较轻，其中藏有生机。

[3] 故闻之而辄病，转相传染也：春温，即今之流感、乙脑之类。

[4] 春温传染，亦脏腑之虚也：如果了彻《内经》首章之义，而使自己"气脉相通，肾气有余"，则长治久安矣。

卷
九

补泻阴阳篇第七十三^[1]

〔原　　文〕

雷公问于岐伯曰：人身阴阳分于气血，《内经》详之矣，请问其余^[2]。

岐伯曰：气血之要，在气血有余不足而已。气有余则阳旺阴消，血不足则阴旺阳消。

雷公曰：治之奈何？

岐伯曰：阳旺阴消者，当补其血；阴旺阳消者，当补其气。阳旺阴消者，宜泻其气；阴旺阳消者，宜泻其血。无不足，无有余，则阴阳平矣^[3]。

雷公曰：补血则阴旺阳消，不必再泻其气；补气则阳旺阴消，不必重泻其血也。

岐伯曰：补血以生阴者，言其常补阴也；泻气以益阴者，言其暂泻阳也。补气以助阳者，言其常补阳也；泻血以救阳者，言其暂泻阴也。故新病可泻，久病不可轻泻也；久病宜补，新病不可纯补也^[4]。

雷公曰：治血必当理气乎？

岐伯曰：治气亦宜理血也。气无形，血有形，无形生有形者，变也；有形生无形者，常也^[5]。

雷公曰：何谓也？

岐伯曰：变治急，常治缓。势急不可缓，亟补气以生血；势缓不可急，徐补血以生气。

雷公曰：其故何也？

岐伯曰：气血两相生长，非气能生血，血不能生气也。第气生血者其效速，血生气者其功迟。宜急而亟者，治失血之骤也；宜缓而徐者，治失血之后也。气生血，则血得气而安，无忧其沸腾也；

血生气，则气得血而润，无虞其干燥也。苟血失补血，则气且脱矣；血安补气，则血反动矣[6]。

雷公曰：善。

陈士铎曰：气血[7]俱可补也，当于补中寻其原，不可一味呆补为妙。

〔解　要〕

[1] 本篇名《补泻阴阳》，以阴阳即气血，实为治血症之大论也，值得中医精研。如果与唐容川《血证论》参证，必相得益彰也。

[2] 请问其余：固知天师在《内经》中对气血言之未尽也。

[3] 无不足，无有余，则阴阳平矣："治已病"的中医，但求其无不足、无有余之平气而已；"治未病"的养生修真，则在平气之后，尚得益之以"秘"，且秘而升华之，以达"有形生无形，无形生有形"。气血即阴阳，乃主宰吾人形体性命之物也。

[4] 久病宜补，新病不可纯补也：说得明，辨入微也。

[5] 无形生有形者，变也；有形生无形者，常也：常变之道，即无形有形变化莫测之道，此仅论证"治已病"；养生修真"治未病"，亦不外"有无之变化"而已。

[6] 苟血失补血，则气且脱矣；血安补气，则血反动矣：诚治血症之大论也。

[7] 气血：人身阴阳分于气血，气血之要，在气血之有余与不足而矣。气有余，则阳旺阴消，血不足则阴旺阳消。阳旺阴消者，当补其血，阴旺阳消者，当补其气。阳旺阴消者，宜泻其气；阴旺阳消者，宜泻其血。无不足，无有余，则阴阳平矣。

善养篇第七十四[1]

〔原　文〕

雷公问于岐伯曰：春三月谓之发陈[2]，夏三月谓之蕃秀，秋三月谓之容平，冬三月谓之闭藏，天师详载《四气调神大论》中。然调四时则病不生，不调四时则病必作[3]。所谓调四时者，调阴阳之时令乎？抑调人身阴阳之气乎？愿晰言之。

岐伯曰：明乎哉问也！调阴阳之气，在人不在时也。春三月，调木气也；调木气者，顺肝气也[4]。夏三月，调火气也；调火气者，顺心气也[5]。秋三月，调金气也；调金气者，顺肺气也[6]。冬三月，调水气也；调水气者，顺肾气也[7]。肝气不顺，逆春气矣，少阳之病应之[8]。心气不顺，逆夏气矣，太阳之病应之[9]。肺气不顺，逆秋气矣，太阴之病应之[10]。肾气不顺，逆冬气矣，少阴之病应之[11]。四时之气可不调乎？调之实难，以阴阳之气不易调也，故人多病耳。

雷公曰：人既病矣，何法疗之？

岐伯曰：人以胃气为本，四时失调，致生疾病，仍调其胃气而已[12]。胃调脾自调矣，脾调而肝心肺肾无不顺矣。

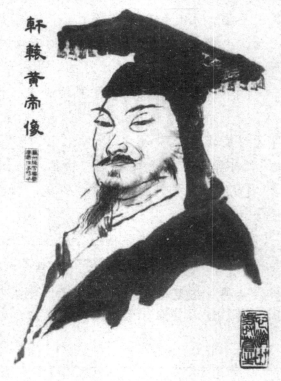

轩辕黄帝像

雷公曰：先时以养阴阳，又何可不讲乎？

岐伯曰：阳根于阴，阴根于阳。养阳则取之阴也，养阴则取之阳也。以阳养阴，以阴养阳，贵养之于豫也，何邪能干乎[13]？闭目塞兑[14]，内观心肾[15]。养阳则漱津送入心也，养阴则漱津送入肾也，无他异法也[16]。

雷公曰：善。

天老问曰：阴阳不违背而人无病，养阳养阴之法，止调心肾乎？

岐伯曰：《内经》一书，皆养阳养阴之法也。

天老曰：阴阳之变迁不常，养阴养阳之法，又乌可执哉？

岐伯曰：公言何善乎！奇恒之病，必用奇恒之法疗之。豫调心肾，养阴阳于无病时也[17]。然而病急不可缓，病缓不可急，亦视病如何耳。故不宜汗而不汗，所以养阳也；宜汗而急汗之，亦所以养阳也。不宜下而不下，所以养阴也；宜下而大下之，亦所以养阴也。岂养阳养阴，专尚补而不尚攻乎？用攻于补之中，正善于攻也；用补于攻之内，正善于补也。攻补兼施，养阳而不损于阴，养阴而不损于阳，庶几善于养阴阳者乎[18]！

天老曰：善。

陈士铎曰：《善养[19]》一篇，俱非泛然之论，不可轻用攻补也。

[解　要]

[1] 本篇专论善养。养什么？一阴一阳也，性命也，亦即养生之道也。如何养法？作为人之阴阳，首要为水火，即主宰形体的神气，亦即"性命"。尽管本篇从"调四时"论述，仍然要落实到五脏。特别强调养之于预，养之于无病之时。养之法首言"闭目塞兑，内观心肾"之内修；次言以调胃为主，必有土而后有生机，论"已病"之治则如此。安知内修亦必赖"土以成之"，否则谁来主宰闭目塞兑与内观？总之，学习《外经》，如果单就中医之病因、病机、治则诸法，则岂仅遗其半？

［2］春三月谓之发陈：发去岁秋收冬藏之陈，以观其复。

［3］调四时则病不生，不调四时则病必作："调"的概念不止于调养，更包涵调动、调度，如调息，即是调度与调动之意。

［4］调木气者，顺肝气也：赞赏雷公之问为"明"，又答以"调阴阳之气在人不在时"，不过借四时以言五脏，借五脏以突出心肾之内修，亦未全部直言。对顺肝气之实质，在于垂帘闭目，回光以自保，以行颠倒之术为首要。

［5］调火气者，顺心气也：顺心气有二要，一是缄舌不语，使神藏于心；二是内观"心之机"，"机在目"而不在心体。

［6］调金气者，顺肺气也：顺肺气莫过于"调"绵绵若存之胎息。

［7］调水气者，顺肾气也：顺肾气莫过于联系"无视无听，抱神以静"。

［8］少阳之病应之：少阳经行身之两侧，主管其所属之病。

［9］太阳之病应之：身后背膊之病属之。

［10］太阴之病应之：肺气喘逆、咳嗽属之。

［11］少阴之病应之：腰肾之病属之。

［12］仍调其胃气而已：胃属土，旺于四季，而为五脏后天之本，调胃气则有康复再生之机矣。

［13］贵养之于豫也，何邪能干乎："豫"同"预"。未病之时预防为主，使精力充沛，正气旺盛，则邪不能干矣。

［14］闭目塞兑：兑，即口。闭目塞兑，使神集中内向，即顺行者颠倒逆行，庶可变外向消耗为内向自保与康复再生。

［15］内观心肾：内观心肾的"心肾"非指心肾之器官实体，"心"是"心之机在目"之内眦，"肾"是肾之机在命门以下，即尾椎下往上数三至四椎之间"命宫"之代名词。二者即神气，又名性命之源头所在，非指心肾之实体，所谓漱津送入心肾，不内观入静，又何由而得津？"漱津"，不过无为法中之有为法，有为亦若无为也。

［16］养阳则漱津送入心也，养阴则漱津送入肾也，无他异法

也："无他异法"非单指漱津，而是含"闭目塞兑，内观心肾"，甚至含首篇直言颠倒之术功法与"大明之上"的诀窍，即内观对象习称"道体"。

[17] 豫调心肾，养阴阳于无病时也：即无病时习上述内修，则"精神内守，病安从来？"

[18] 庶几善于养阴阳者乎：岐伯在本篇冠首有言，"乾坤之道不外男女，男女之道不外阴阳"，善养阴阳，固首重人们之性命，即神气。而又以神为"生主"，以神驭气，善养阴阳，亦即庄子所言之"养生主"。

[19] 善养：就是养生也。怎么养？人之生命，道家称之为性命。性即神，命即气，性命即神气，即阴阳，即水火，即魂魄。《外经》一书，就是专谈善养之法，即专谈养阴养阳之法。此法就是性命双修之法。我们养阴，就是修性；养阳，就是修命。它们合起来，就是性命双修。首先如何修性呢？《道德经》第一章的"无欲观其妙"就是修性。"有欲观其徼"就是修命。两者相合，先修性，后修命，就是性命双修。

亡阴亡阳篇第七十五[1]

〔原　文〕

鸟师问于岐伯曰：人汗出不已，皆亡阳也？

岐伯曰：汗出不已，非尽亡阳也。

鸟师曰：汗症未有非热也，热病即阳病矣，天师谓非阳，何也？

岐伯曰：热极则阳气难固，故汗泄亡阳。溺属阴，汗属阳。阳之外泄，非亡阳而何？谓非尽亡阳者，以阳根于阴也；阳之外泄，由于阴之不守也。阴守其职，则阳根于阴，阳不能外泄也；阴失其

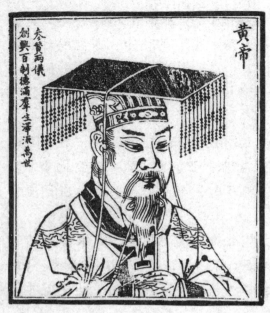

参赞两仪
剏兴百制德满寰生泽派万世

黄帝

轩辕黄帝像

职，则阴欲自顾不能，又何能摄阳气之散亡乎？故阳亡本于阴之先亡也。

鸟师曰：阴亡则阴且先脱，何待阳亡而死乎？

岐伯曰：阴阳相根，无寸晷[2]之离也。阴亡而阳随之即亡，故阳亡即阴亡也，何分先后乎？

鸟师曰：阴阳同亡，宜阴阳之共救矣。乃救阳则汗收而可生，救阴则汗止而难活，又何故乎？

岐伯曰：阴生阳则缓，阳生阴则速。救阴而阳之绝不能遽回，救阳而阴之绝可以骤复，故救阴不若救阳也。虽然，阴阳何可离也？救阳之中附以救阴之法，则阳回而阴亦自复也。

鸟师曰：阴阳之亡，非旦夕之故也，曷不于未亡之前先治之？

岐伯天师曰：大哉言乎[3]！亡阴亡阳之症，皆肾中水火之虚也[4]。阳虚，补火以生水，阴虚，补水以制火，可免两亡矣！

鸟师曰：善。

陈士铎曰：阴阳之亡，由于阴阳之两不可守也，阳摄于阴，阴摄于阳。本于水火之虚，虚则亡，又何疑哉？

［解　要］

[1] 此篇论述大汗亡阳的机理及其治则，归结为阴阳之亡在于"虚"。因此，天师赞赏提问者"曷不于未亡之时先治之"为明智之言。

[2] 无寸晷（guǐ）：晷，即日晷，是古代用来测量时辰的工具。

[3] 大哉言乎：洞彻天师《内经》"是以圣人不治已病治未病，不治已乱治未乱"的预防意识，故赞为明智之言。

[4] 亡阴亡阳之症，皆肾中水火之虚也：关键在于如何预防肾中水火之虚。

补充相关概念："亡阴亡阳"

亡阴与亡阳是两个性质不同的病证，亡阴的根本原因是机体内大量脱失津液，从而导致亡阴。亡阳的主要病因是阳气亡脱。因为气可随液脱，可随血脱，所以亡阳也常见于汗、吐、下太过以及大出血之后，同时，许多疾病的危笃阶段也可出现亡阳。由于阴阳是依存互根的，所以亡阴可导致亡阳，而亡阳也可以致使阴液耗损。在临床上，宜分别亡阴、亡阳之主次，及时救治。

昼夜轻重篇第七十六[1]

〔原　　文〕

雷公问于岐伯曰：昼夜可辨病之轻重乎？

岐伯曰：病有重轻，宜从昼夜辨之。

雷公曰：辨之维何？

岐伯曰：阳病昼重，阴病昼轻；阳病夜轻，阴病夜重。

雷公曰：何谓也？

岐伯曰：昼重夜轻，阳气旺于昼，衰于夜也；昼轻夜重，阴气旺于夜，衰于昼也。

雷公曰：阳病昼轻，阴病夜轻，何故乎？

岐伯曰：此阴阳之气虚也。

雷公曰：请显言之。

岐伯曰：阳病昼重夜轻，此阳气与病气交旺，阳气未衰也，正与邪斗，尚有力也，故昼反重耳；夜则阳衰矣，阳衰不与邪斗，邪亦不与正斗，故夜反轻耳。阴病昼轻夜重，此阴气与病气交旺，阴气未衰也，正与邪争，尚有力也，故夜反重耳；昼则阴衰矣，阴衰不敢与邪争，邪亦不与阴争，故昼反轻耳。

雷公曰：邪既不与正相战，宜邪之退舍矣，病犹不瘥，何也？

岐伯曰：重乃真重，轻乃假轻。假轻者，视之轻而实重，邪且重入矣，乌可退哉？且轻重无常，或昼重夜亦重，或昼轻夜亦轻，或时重时轻，此阴阳之无定，昼夜之难拘也。

雷公曰：然则，何以施疗乎？

岐伯曰：昼重夜轻者，助阳气以祛邪；昼轻夜重者，助阴气以祛邪，皆不可专祛其邪也。昼夜俱重，昼夜俱轻，与时重时轻，峻于补阴，佐以补阳，又不可泥于补阳而专于祛邪也。

陈士铎曰：昼夜之间，轻重自别。

〔解　要〕

[1] 本篇就病之昼夜轻重或时轻时重，阐述其病机、治则。此外，应知重乃真重，轻乃假轻，施以助阳或助阴以祛邪，而忌专祛其邪。

+·+

解阳解阴篇第七十七[1]

〔原　文〕

奢龙问于岐伯曰：阳病解于戌，阴病解于寅，何也？

岐伯曰：阳病解于戌者，解于阴也；阴病解于寅者，解于阳也。

然解于戌者，不始于戌；解于寅者，不始于寅。不始于戌者，由寅始之也；不始于寅者，由亥始之也。解于戌而始于寅，非解于阴，乃解于阳也；解于寅而始于亥，非解于阳，乃解于阴也。

奢龙曰：阳解于阳，阴解于阴，其义何也？

岐伯曰：十二经均有气旺之时，气旺则解也。

奢龙曰：十二经之旺气，可得闻乎？

岐伯曰：少阳之气，旺寅卯辰；太阳之气，旺巳午未；阳明之气，旺申酉戌；太阴之气，旺亥子丑；少阴之气，旺子丑寅；厥阴之气，旺丑寅卯也。

奢龙曰：少阴之旺，何与各经殊乎？

岐伯曰：少阴者，肾水也。水中藏火，火者阳也。子时一阳生，丑时二阳生，寅时三阳生，阳进则阴退，故阴病遇子丑寅而解者，解于阳也。

奢龙曰：少阴解于阳，非解于阴矣。

岐伯曰：天一生水，子时水生，即是旺地，故少阴遇子而渐解也。

奢龙曰：少阳之解，始于寅卯，少阴、厥阴之解，终于寅卯，又何也？

岐伯曰：寅为生人之首，卯为天地门户[2]。始于寅卯者，阳得初之气也；终于寅卯者，阴得终之气也。

奢龙曰：三阳之时旺，各旺三时，三阴之时旺，连旺三时，又何也？

岐伯曰：阳行健，其道长，故各旺其时；阴行钝，其道促，故连旺其时也。

奢龙曰：阳病解于夜半，阴病解于日中，岂阳解于阳，阴解于阴乎？

岐伯曰：夜半以前者，阴也；夜半以后者，阳也；日中以后者，阴也；日中以前者，阳也。阳病必于阳旺之时先现解之机，至夜半而尽解也。阴病必于阴旺之时先现解之兆，至日中而尽解也。虽阳解于阳，实阳得阴之气也；虽阴解于阴，实阴得阳之气也。此阳根阴，阴根阳之义耳。

奢龙曰：善。

陈士铎曰：阳解于阴，阴解于阳，自有至义，非泛说也。

［解　要］

[1] 本篇论述疾病在阴时缓解或者在阳时缓解的要义。

[2] 寅为生人之首，卯为天地门户：对于一般从事"治已病"的中医，很容易等闲视之；对于"治未病"的养生修真者而言，特别是在寅卯之前加上"天生于子，地辟于丑"，再联系人体小天地比象，则四象五行合成"三关九窍"。除中央土旺于四季外，其他四方四隅各代表一个时辰，则更具深文奥义。"寅卯大天光"，不但生人，而且作为天地门户，既具有东方条达之木气，更因条达舒发而由小周天飞跃到大周天，则上天下地，即由此门户焉。

真假疑似篇第七十八[1]

［原　文］

雷公问曰：病有真假，公言之矣。真中之假，假中之真，未言也。

岐伯曰：寒热虚实尽之。

雷公曰：寒热若何？

岐伯曰：寒乃假寒，热乃真热。内热之极，外现假寒之象，此心火之亢也。火极似水，治以寒则解矣[2]。热乃假热，寒乃真寒，下寒之至，上发假热之形，此肾火之微也。水极似火，治以热则解矣[3]。

雷公曰：虚实若何？

岐伯曰：虚乃真虚，实乃假实，清肃之令不行，饮食难化，上越中满，此脾胃假实，肺气真虚也，补虚则实消矣[4]。实乃真实，虚乃假虚，疏泄之气不通，风邪相侵，外发寒热，此肺气假虚，肝气真实也，治实则虚失矣[5]。

雷公曰：尽此乎？

岐伯曰：未也。有时实时虚，时寒时热，状真非真，状假非假，此阴阳之变，水火之绝也[6]。

雷公曰：然则，何以治之？

岐伯曰：治之早则生，治之迟则死。

雷公曰：将何法早治之？

岐伯曰：救胃肾之气，则绝者不绝，变者不变也。

雷公曰：水火各有真假，而火尤难辨，奈何？

岐伯曰：真火每现假寒，假火每现真热，然辨之有法也。真热者，阳症也。真热现假寒者，阳症似阴也，此外寒内热耳。真寒者，阴症也。真寒现假热者，阴症似阳也，此外热内寒耳。

雷公曰：外寒内热，外热内寒，水火终何以辨之？

岐伯曰：外寒内热者，真水之亏，邪气之胜也；外热内寒者，真火之亏，正气之虚也[7]。真水真火，肾中水火也。肾火得肾水以相资，则火为真火，热为真热；肾火离肾水以相制，则火为假火，热成假热矣！辨真辨假，以外水试之，真热得水则解，假热得水则逆也。

雷公曰：治法若何？

岐伯曰：补其水，则假火自解矣。

雷公曰：假热之症，用热剂而瘥者，何也？

岐伯曰：肾中之火，喜阴水相济，亦喜阴火相引，滋其水矣。用火引之，则假火易藏，非舍水竟用火也[8]。

雷公曰：请言治火之法。

岐伯曰：补真水则真火亦解也。虽然，治火又不可纯补水也，祛热于补水之中[9]，则假破真现矣。

雷公曰：善。

陈士铎曰：不悟真，何知假？不悟假，何知真？真假之间，亦水火之分也。识破水火之真假，则真假何难辨哉？

[解　要]

[1] 本篇主要论述寒热虚实之真假，以及似真非真、似假非假之辨。经反复问答，释疑解惑，对临床大有裨益。

[2] 火极似水，治以寒则解矣：对于心火亢奋形成的假寒真热，应治以寒凉。

[3] 水极似火，治以热则解矣：对于肾水衰微形成的假热真寒，应治以温热。

[4] 上越中满，此脾胃假实，肺气真虚也，补虚则实消矣：肺胃的真虚假实之辨识与治则。

[5] 此肺气假虚，肝气真实也，治实则虚失矣：对肺虚肝实假象之辨识与治则。

[6] 此阴阳之变，水火之绝也：对水火之

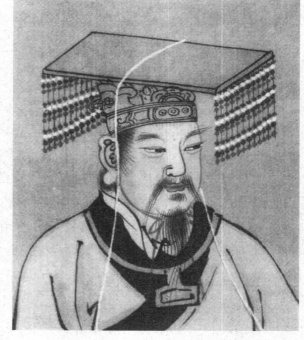

明人绘轩辕黄帝像

绝导致的时虚时实、时寒时热，状真非真、状假非假等疑难症之治法，在于救胃与肾之气，可使死者不死。

[7] 外热内寒者，真火之亏，正气之虚也：肾中真水真火虚亏，导致正虚邪盛、内寒外热或外寒内热等辨别之法，以及应兼顾补水或补火之治则。

[8] 非舍水竟用火也：治肾中水火，不能竟用火而不顾水。

[9] 治火又不可纯补水也，祛热于补水之中：戒治火纯补水，必祛热于补水之中。

<u>补充解要"寒热虚实的真假"</u>

寒热有真假者，阴证似阳，阳证似阴也。盖阴极反能躁热，乃内寒而外热，即真寒假热也；阳极反能寒厥，乃内热而外寒，即真热假寒也。假热者，热在外而寒在内也，虽大热而恶寒饮。假寒者，寒在外而热在内也，虽大寒而恶热饮。病之寒热，全在口渴与不渴，渴而消水与不消水，欲食喜热与喜冷，烦躁与厥逆，溺之长短赤白，便之溏结，脉之迟数以分之。当寒证或热证发展到极点时，有时会出现与疾病本质相反的一些假象。

真热假寒证常有热深厥亦深的特点，故可称作热极肢厥证，古代亦有称阳盛格阴证者。

真寒假热实际是阳虚阴盛而阳气浮越，故又称虚阳浮越证，古代亦有称阴盛格阳证、戴阳证者。

辨别寒热证候的真假，应以表现于内部、中心的症状为准、为真，肢末、外部的症状是现象，可能为假象，故胸腹的冷热是辨别寒热真假的关键，胸腹灼热者为热证，胸腹部冷而不灼热者为寒证。

从逆窥源篇第七十九[1]

〔原　文〕

应龙问曰：病有真假，症有从逆，予知之矣，但何以辨其真假也？

岐伯曰：寒热之症，气顺者多真，气逆者多假。凡气逆者，皆假寒假热也。知其假，无难治真矣[2]。

应龙曰：请问气逆也，何症也？

岐伯曰：真阴之虚也[3]。

应龙曰：真阴之虚，何遂成气逆乎？

岐伯曰：真阴者，肾水也。肾水之中有火存焉[4]，火得水而伏，火失水而飞。凡气逆之症，皆阴水不能制阴火也。

应龙曰：予闻阴阳则两相配也，未闻阴与阴而亦合也。

岐伯曰：人身之火不同，有阴火阳火。阳火得阴水而制者，阴阳之顺也；阴火得阴水而伏者，阴阳之逆也。

应龙曰：阴阳逆矣，何以伏之？

岐伯曰：此五行之颠倒也。逆而伏者，正顺而治之也[5]。

应龙曰：此则龙之所不识也。

岐伯曰：肾有两歧，水火藏其内。无火而水不生，无水而火不长，不可离也。火在水中，故称阴火[6]。其实水火自分阴阳也。

应龙曰：阴火善逆，阴水亦易逆，何故？

岐伯曰：此正显水火之不可离也。火离水而逆，水离火亦逆也。

应龙曰：水火相离者，又何故欤？

岐伯曰：人节欲少而纵欲多，过泄其精，则阴水亏矣。水亏则火旺，水不能制火而火逆矣[7]。

应龙曰：泄精损水，宜火旺不宜火衰也，何火有时而寒乎？

岐伯曰：火在水中，水泄而火亦泄也。泄久则阴火亏矣，火亏则水寒，火不能生水而水逆也。故治气逆者，皆以补肾为主[8]。水亏致火逆者，补肾则逆气自安；火亏致水逆者，补肾而逆气亦安[9]。

应龙曰：不足宜补，有余宜泻，亦其常也。何治肾水之火，不尚泻尚补乎？

岐伯曰：肾中水火，各脏腑之所取资也，故可补不可泻，而水尤不可泻也。各脏腑有火无水，皆肾水滋之，一泻水则各脏腑立槁矣。气逆之症，虽有水火之分，而水亏者多也。故水亏者补水，而火亏者亦必补水。水旺则火衰，水生则火长也。

应龙曰：补水而火不衰，补水而火不长，又奈何？

岐伯曰：补水以衰火者，益水之药宜重；补水以长火者，益水之药宜轻也[10]。

应龙曰：善。

陈士铎曰：人身之逆，全在肾水之不足，故救逆必须补水。水足，而逆者不逆也。

[解　要]

[1]　此篇从病之喘急气逆，窥测人们生命之源即肾家水火之盛衰，揭示病因、病机在于节欲少而纵欲多，从而导致气逆喘急。救治方法在于补肾家之水火。

从逆窥源：窥什么源？窥生命之源。生命之源是什么？人人都会回答，生命之源就是水。可是作为一个人的生命之源的水在哪里？人身上的水很多，哪里的水才是我们生命之源呢？人的生命之源在哪里？那里的水就是我们的源。从第五章《命根养生篇》、第三十六章《命门真火篇》，我们知命门水火是两相生两相藏的先天水火，是受之父母遗传的命根命蒂，因此命门水火就是我们生命之源。而命门在两肾之间，命门水火就是两肾水火，两肾水火之源就是我们所要窥之源了。

[2]　知其假，无难治真矣：参阅《真假疑似篇》。

[3]　真阴之虚也：真阴，此处指肾水。内修则以肾水升华之神为真阴，故曰"离中之阴"。

[4]　肾水之中有火存焉：这里指"坎中满（☵）"。

[5]　逆而伏者，正顺而治之也：参看本经第一、二篇对"颠倒"与"顺逆"的认识。

[6]　火在水中，故称阴火：水中之火即坎（☵）。

[7]　水亏则火旺，水不能制火而火逆矣：水亏病，因肾水消耗过多也。

[8]　故治气逆者，皆以补肾为主：肾补则气纳，逆者不逆矣。

[9] 火亏致水逆者，补肾而逆气亦安：其要总在补肾。

[10] 补水以衰火者，益水之药宜重；补水以长火者，益水之药宜轻也：具体对待，细致入微。

<hr>

移寒篇第八十[1]

〔原　　文〕

应龙问曰：肾移寒于脾，脾移寒于肝，肝移寒于心，心移寒于肺，肺移寒于肾，此五脏之移寒也。脾移热于肝，肝移热于心，心移热于肺，肺移热于肾，肾移热于脾，此五脏之移热也。五脏有寒热之移，六腑有移热无移寒，何也？

岐伯曰：五脏之五行正也，六腑之五行副也。五脏受邪，独当其胜；六腑受邪，分受其殃。且脏腑之病，热居十之八，寒居十之二也。寒易回阳，热难生阴，故热非一传而可止。脏传未已，又传诸腑，腑又相传。寒则得温而解，在脏有不再传者，脏不遍传，何至再传于腑乎？此六腑所以无移寒之症也。

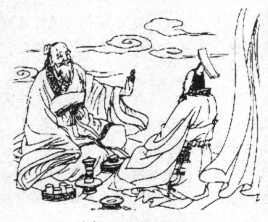

黄帝问道广成子模拟图

应龙曰：寒不移于腑，独不移于脏乎？

岐伯曰：寒入于腑而传于腑，甚则传于脏，此邪之自传也，非移寒之谓也。

应龙曰：移之义若何？

岐伯曰：本经受寒，虚不能受，移之于他脏腑，此邪不欲去而去之，嫁其祸也。

应龙曰：善。

陈士铎曰：六腑有移热，而无移寒，以寒之不移也，独说得妙，非无证之文。

〔解　　要〕

[1] 此篇论述寒热在五脏和六腑中的转移规律。

寒热舒肝篇第八十一[1]

〔原　　文〕

雷公问曰：病有寒热，皆成于外邪乎？

岐伯曰：寒热不尽由于外邪也。

雷公曰：斯何故欤？

岐伯曰：其故在肝。肝喜疏泄，不喜闭藏。肝气郁而不宣，则胆气亦随之而郁，胆木气郁，何以生心火乎？故心之气亦郁也。心气郁则火不遂，其炎上之性，何以生脾胃之土乎？土无火养，则土为寒土，无发生之气矣。肺金无土气之生，则其金不刚，安有清肃之气乎？木寡于畏，反克脾胃之土，土欲发舒而不能，土木相刑，彼此相角，作寒作热之病成矣。正未尝有外邪之干，乃五脏之郁气自病。徒攻其寒而热益盛，徒解其热而寒益猛也。

雷公曰：合五脏以治之，何如？

岐伯曰：舒肝木之郁，诸郁尽舒矣。

陈士铎曰：五郁发寒热，不止木郁也。而解郁之法独责于木，以木郁解而金土水火之郁尽解。故解五郁惟尚解木郁也，不必逐经解之。

嘉庆二十年静乐堂书[2]

〔解　要〕

[1] 本篇以寒热之生始于肝郁而株连五脏，故治法亦唯"系铃解铃"，即仍为舒肝而不遍治五脏。

[2] 静乐堂书："嘉庆二十年静乐堂书"等字与精抄本的字体迥异，显见为后加者，故此抄本当为静乐堂藏书、嘉庆二十年（1815年）整理之本。文字中不避清讳，故原本极可能是清初或明末抄本。今人或怀疑如此多的篇章，如何能够背诵口述精抄，不知旧中国的私塾先生，无不死记硬背，虽"四书""五经"犹然，况本经乎？《内经》《本草》亦同遭此厄运，被斥为"后人托名之作"。此盖走马观花而不知真者，轻率论断也。因此，我们应当科学分析，只要对医学与内修功法有参考价值的，即予以继承和弘扬。

附录一

梅自强先生小传

梅忠恕

梅自强，原名梅秀钟。1915 年 4 月 29 日出生于四川省荣县乐德镇。四岁时父母双亡，同年外祖父母与舅父母也先后去世，遂沦为

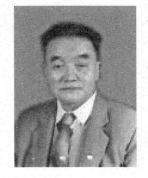

孤儿。由街坊邻居合议安排，委派一人背着他回原籍遂宁县变卖祖业房产，得一百银圆，回来交给一毕姓中药铺老板托管，以利息作为他的生活费。梅自强读了四年书，十一岁那年，刚念完初小四年级，毕师父以一百银圆本息用尽为由，不再供他继续读书，只能在中药铺里当学徒。

在学徒期间，梅自强每天从早到晚，除了抓药、碾药、切药等工作以外，还要为毕师母带孩子、洗尿布及干各种家务杂活，经常受到毕师母的打骂和虐待。他每天见毕师父静坐练功，很是羡慕；经常到郊外登高远望，期盼有仙人来度他；也曾偷跑到相邻的李堰乡求师学道，未果。

十五岁那年，毕师父见他有心学道，就带他去了荣县文昌坪与荣县招凤山。在那里传授先天道丹法和主讲《道德经》的老师正是天府乐育堂第三代传人官德懋祖师。

官德懋的丹法，源于晚清黄元吉真人。丹法先由黄元吉祖师分别传授给富顺县陶炳南、隆昌县郭恒秉和荣昌县朱恒泰三人。陶炳南单传刘客舟，郭恒秉单传官德懋，朱恒泰单传龙腾剑。刘、官、龙三师先是各住一方，得授黄祖师"顶航"法诀后，又有缘在重庆香园山纯阳洞同时受传龙沙道张执阳宗师之弟子王慧清的"鼓琴招

凤"和"敲竹唤龟"两部"新功法"。民国初年，三人同心开普度，以黄祖师古道为主，集成张执阳宗师的两部"新功法"，建立新派"道学会"。先设基地于四川荣县鼎新乡文昌坪"继尼仙房"，随后迁至荣县县城南郊招凤山，建立"昭德祠"基地。每年盛暑都有一大批学员前来听讲练功。梅自强先生就是在此时得到官德懋祖师的"天恩"初传，并与官师建立了亲密的关系。

由于梅自强文化低、身体弱、家境贫寒，本来没有资格参加学习，只能旁听，但是在旁听期间，梅自强不仅照顾官师和毕师的生活，还经常帮助其他学员做杂务，因此得到官师和其他学员的喜爱。由于他的勤快与执着，官师力排众议，并引孔子"果能此道也，虽愚必明，虽柔必强"一语勉励他，破格收他为徒；他也以《周易》"天行健，君子以自强不息"自勉，改名为"梅自强"。

学习传统内丹功是梅自强生命的转折点。通过学习和勤奋实践，他不仅很快掌握了内丹功的修法，增强了体质，而且通过阅读《道德经》等丹道典籍，还提高了自己的文化水平。十七岁时，只有初小文化水平的梅自强已能阅读和领会《宋儒学案》《明儒学案》的深文奥义。十八至十九岁时，他曾连续坚持三个昼夜"不下丹"（即通宵坐功），从初层一直练到第四层，于是智慧大开，容光焕发，全乡人无不惊讶和赞叹！后来，梅自强多次随官德懋祖师到各地讲学，官师在事业上也给予了梅自强很大的帮助。在此期间，梅自强还自学中医，逐渐也能看病开方了。

从1930年到1948年，梅自强遵循传统清规，按照"择吉、歃盟、策签"方式，得受官德懋祖师第一层至第七层功法，而未竟全功，成为一大憾事！

梅自强从毕师父药铺出师后，仍在药铺工作，帮助毕师父经营药材生意，后来离开毕师父药铺与别人合伙另开了一家中药铺。他出身贫苦，经受过各种痛苦与磨难，经济好转后非常同情穷苦乡亲，曾以多种方式接济和救助他们。特别困难的穷苦乡亲，在他的药铺里可以免费看病抓药，家里吃不上饭的乡亲有时还获赠一升（约两公斤）米。他经常对人说："很多病，都是挨饿受冻引起的。没有饭吃，只吃药，病也好不了。"每年冬季严寒时，他都以施木炭、施米等方式接济穷苦乡亲。梅自强也是一个具有强烈正义感的人，反对国民党的内战和腐败，新中国成立前夕在重庆做生意时，结识、资助、掩护并救助过许多地下党和进步人士，如朱可辛、谷醒华、柳倩等。

新中国成立初期，梅自强先生紧跟共产党，拥护人民政府的各项政策。他接受中共重庆市委统战部部长朱可辛的派遣，到重庆市天福搪瓷厂任代厂长。为了拯救和振兴天福搪瓷厂，与工人们一起积极工作，在全国首创了搪瓷保温茶桶。1954年，当选为重庆市江北区第一届人民代表和重庆市工商联合会副主席。1956年，天福搪瓷厂公私合营，与重庆搪瓷厂合并组成重庆市搪瓷总厂，他担任副厂长。其间，当选为重庆江北区第二届人民代表，被评为重庆市"先进生产者"，并加入了中国民主建国会。

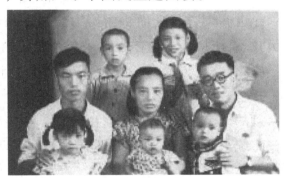

梅自强全家（除大女儿上大学未归）1956年合影

1957年，开始了全国性的"反右运动"。梅自强刚参加完重庆市先进生产者代表大会回来，就被划为"右派"。四川省"反右"扩大化后，他又被"升级"为"极右""反革命"而被捕，判十二年徒刑。在他被捕入狱后，妻子和五个年幼的子女（最大十一岁，最小一岁；另两个孩子因上大学而逃过了这一劫）被遣送回原籍四川省荣县乐德镇。回到乐德镇后，发现自家的中药铺已变成公营，不再属于自己，自家的住宅也被别人占住。一家六口人生活无着，又被下放到乐南乡农村投靠娘家。无劳力，没有经济来源，又头戴"反革命家属"帽子的一家六口人在农村的生活状况，其艰辛难以想象！那时，正值我国处于极端困难时期，他妻子饿死，两个孩子被人抱养（几年后才找回来），最小的儿子在托儿所死亡，另两个孩子仍嗷嗷待哺无人看管。梅自强在劳改煤矿与农场的生活条件更差，劳动强度极大，梅自强靠偷偷练功才得以存活下来。1969年刑满，但未获释放，仍被留在劳改农场"就业"，继续强迫改造，直到1979年才得以"清放"出狱。二十二年的监狱生活，使梅自强的身心受到严重摧残，"清放"回乡时，身患严重的肺痨和多种疾病。经过两年多的持续上访申诉，1981年法院宣布"无罪释放"，撤销原判十二年、实际却执行长达二十二年的徒刑。接着，重庆市二轻局为他平反，恢复名誉，并以重庆市搪瓷总厂副厂长的职位退休。

平反恢复名誉后，梅自强迎来了黄金般的晚年。他没有因为二十多年的冤屈而抱怨和停顿，相反，他为发掘祖国的优秀文化遗产——传统道家养生修真内丹功而不懈努力！他深入学习和研读了《黄帝内经》《道德经注释》《乐育堂语录》《道门语要》《参同起篇》《易经》等大量医、道、儒、释各家的著作，还广泛阅读了"四书五经"、《史记》等大量历史文献。在此基础上，对传统内丹功进行了全面深入的研究、实践、发掘和整理。在当时的历史条件下，他敢于打破传统清规，将一脉真传的绝学——养生修真内丹功无私地奉献给了人民。

20世纪80年代的一天，梅自强讲课路过安徽时，一个学生送给他一本名为《外经微言》的古籍书。经过认真学习、深入研究，梅自强意识到这就是我国失传了三千多年的《黄帝外经》！古书的文言文难为现代人读懂，而且书中有关养生修真内丹功方面的内容不乏隐语、暗示以及比象等秘语，更不为世人所知。为帮助世人学习，他用了十年时间对这些隐语、暗示、比象等秘语难点进行注释与解要，撰写出了《外经解要》一书。他这十多年的艰苦努力，使失传了三千多年的《黄帝外经》起死回生，故物重光。可是，《外经解要》在送审过程中，被某一位"权威"斥为"伪书""托名之作"而不允出版。在原国家卫生部中医管理局局长吕炳奎先生和《体育报》高级记者、环球百岁养生研究中心理事长黄河先生的大力支持下始出了内部版。但是，1996年内部出版的《外经解要》质量极差，错漏百出，梅自强又以顽强的意志与毅力花了两年多时间进行勘误、校对，重新对全文进行了誊抄。在1998年正式出版时又因意外丢失了唯一的手抄书稿。梅自强受此打击，身体健康水平大大下降，眼力更是不济，已无力再整理、校对、誊抄稿件，转而多次嘱咐他的子女一定要校对、修改原内部出版书中的大量错漏，他对子女说："这是国宝，一定要正式出版。"

1987年，经过七年多时间重新实修的梅自强先生，功力已恢复到小周天玉液还丹水平，看上去头发花白、面色红润、双目有神。1996年，八十一岁的梅自强先生呈现出头发乌黑、面如童子、精光内含的"返老还童"瑞相。同年，出版了《颠倒之术——养生内丹功九层十法真传》和《外经解要》（内部版）两部专著。发行了《中国传统养生内丹功》等十余种单行本，发表了丹道学术论文一百多篇，在全国十多个省市数以百计的各种养生保健学习班以及中医学院讲过课。台湾"仙学会"在许进忠先生的带领下，两次组团专程到他的家乡聆听他讲课，每次时间都长达一周，并参观富顺县的乐育堂原址、荣县文昌坪"继尼仙房"原址以及荣县招凤山"昭德祠"原址。

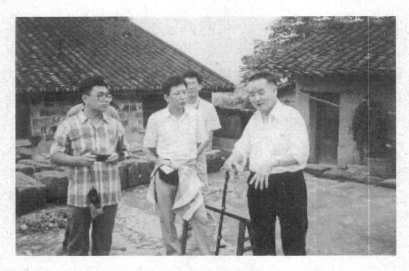

梅自强与台湾"仙学会"拜师团部分学员参观荣县招凤山遗址

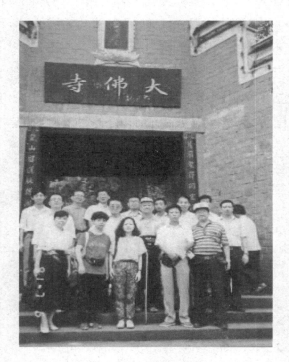

台湾"仙学会"拜师团全体学员在荣县合影

（梅自强的学生遍及国内外，他给学生的回信数以千计。他的主要弟子有：黄河、梅忠恕、许进忠、黄树长、罗述名、罗元鹏、周平鸽、刘运能、堵仲伟、刘济生等）

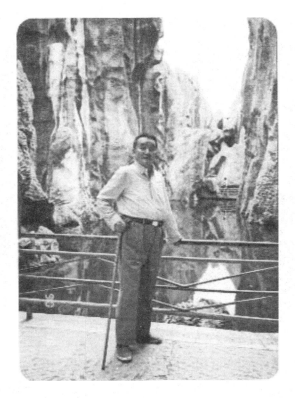

梅自强1990年应邀到昆明市中医学院讲课期间游览云南石林

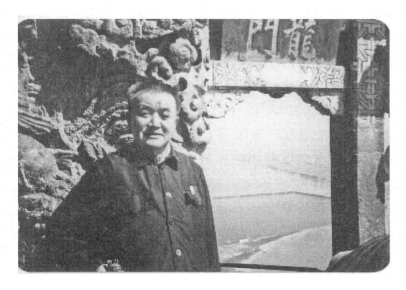

梅自强1990年应邀到昆明市中医学院讲课期间游览西山龙门

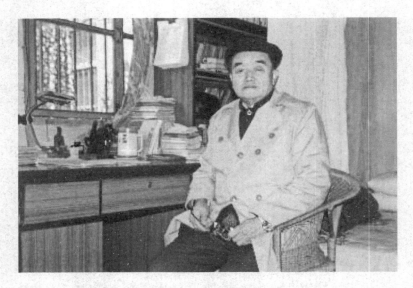

梅自强 1998 年以顽强的毅力日以继夜地勘误、校对《外经解要》

由于梅自强先生在传统养生内丹方面的突出贡献，他被选为原中国气功科学研究会功理功法委顾问、文献委员会委员、原四川省气功科学研究会名誉副理事长。

梅自强先生婚配辜氏，育有子女十一人，现存六人。其中，长子梅忠恕退休十年后中止了自己的专业技术工作，转而继承其父遗志，从事养生内丹功的学习、研究与实践工作，系统地整理父亲的著作和手稿。

1999 年 6 月 23 日凌晨，梅自强先生像往常一样早起练功，却不幸意外跌倒，造成脑部严重损伤，后抢救无效辞世，享年八十五岁。

梅自强先生在弘扬中华民族的优秀文化遗产——传统养生修真内丹功以及发掘《黄帝外经》使之重放光明方面做出了重大的贡献！他谨奉大道，勤于实践，学术精湛，德高望重，数十年如一日，勤奋耕耘，不息探索，默默奉献，造福人民，无愧为后学者的师表。

附录二

养生修真内丹功九层十法真传

（原载《颠倒之术——养生内丹功九层十法真传》）

梅自强

第一节　概　说

一　"传统"的概念

传统养生内丹功简称传统内功。"传统"的概念，说明它不是某一个人，或某一宗派的一家之言。宋代道家张伯端在《悟真篇》中说："万卷仙经语总同。"传统的特点就是"总同的语"。养生修真内丹功的学术由医家而道家、而儒家，在实践中形成迄今不能取代的完整理论，并被落实在天人相应的独特体系中。此理论的内涵包括无极、太极、阴阳、五行、四象、八卦，以及道。道生一，一生二，二生三，三生万物，直至把宇宙人体浑而为一。把人体比喻为小天地，把独特理论中的属象，有目的地分别落实在一个独特体系之中。这个独特体系，就是扼居人体经隧要害的"三关九窍"。九窍的四方四隅为"八卦炉"，加中央为"九鼎炉"，体现"周天"及整体。孟子说"万物皆备于我"，万物即缩影于"三关九窍"之中，以为首一窍玄关，一以贯之，而成一本万殊，万殊又归一本。这套独特理论体系，具有人人共由、人人共有的特点，这就是内丹养生修真的传统观。

二　养生与修真

谈到养生修真，就不是仅仅用于治疗某些病的气功疗法，也不是偏安一隅的下丹田内养。它是以养生预防为主，首先使人不生病、少生病，即《黄帝内经》所说的"恬澹虚无，真气从之。精神内守，病安从来"。但养生修真的目的绝不止此——在不生病、精力充沛的基础上，进而运用"颠倒之术"从事修真，以求得形神俱妙，死而不死，这才是终极的目的。道家以此而为修道、炼丹、性命双修，用现在的话说，就是一整套人体生命的改造工程。它是从探索性命、认识性命，进而强化、延长性命，直至掌握性命，即掌握生死的一整套君子傲命之学、人定胜天之学。现代科学把遗传工程喻为尖端的科学；对主宰人们生死的性命从事修炼的伟大工程，至少是朴素的唯物辩证的前科学。更何况它是在认识到人体生命活水源头的基础上，有条不紊地循序渐进，故名养生修真。

三　内炼丹功与外练动功

内炼丹功是针对外练动功而言。自 20 世纪 50 年代中期，北戴河合动静功法为一而名气功、气功疗法以来，即数典忘祖：不复有人提及修真和三关九窍的概念了，似乎气功就是唯动是从（"生命在于运动"）；言内功只知作为疗法或唯下丹田是从的内修内养，一经气通任督，即"打通周天"之后，便万事俱毕，不知天外有天者久矣。现在之所以标明传统养生内丹功，因为它和外动功法有质的区别，不能合二为一。从世界人类的宏观要求论，没有劳动就没有世界，没有劳动就没有国家。如在生产建设、抗敌御侮、拼搏夺冠、救死扶伤等活动中，的确是生命在于运动，但就微观要求论，如其人已未老先衰，或已老、已病，这时应以唯动是从的方法祛病康复，还是以休养生息求得康复？对此，不能不就动与静，即有为与无为的本质进行明辨。按照由医而道、而儒形成的哲理，是即"顺与逆"两个完全不同的质：顺主生，但相生相克（克即是害，即喻杀机，故克尽则死）；逆则不生不死，返还内守，而利再生、康复、壮大、发展。何谓顺？即把生命力用于外向消耗，尽管有的是完全必要的。逆虽不生，但也不克，更因其逆返而喻再生，故名颠倒之术。顺与逆只争一念，然而其结果则一生一死，所以张三丰本一脉真传而言曰："顺为凡，逆为仙。"人们日常生活中最能体现外向顺行消耗的，莫过于"视听言动"。之所以能视听言动，由于有体现生命元素的物质"神"在其中主宰。随着今天、明天，今年、明年，不断地视听言，特别是各种动的结果，直至生命元素"神"消耗殆尽而死。所以，我们的祖先所创造的无为不动、内向返还、变消耗为再生的颠倒之术，的确是了不起的伟大发明。这就是孔子说的"非礼（同体，指窍道）勿视听言动，克己复礼（同上），天下归仁"的内练功夫，也就是颠倒之术。

四　真谛的特点

传统内丹功的真谛，包含于练功体现的正道正门的"理、体（窍道）、法"的统一。由于传统的封建保守的传授方式，真谛的传授范围很窄，由此带来的问题是大量的非正门真谛广泛流行。真谛与非真谛的标准，集中表现在三关九窍中的讳莫如深的为首一窍玄关。因为这一窍是人体受胎成形的起点，即父精母血、性与命、神与气的合成物。因而，它也就是由先天而后天、由无极而太极、由宇宙而人体的焦点，成为生理上无可取代的构造，所以说它能一窍通而一以贯之全身。这不是什么门户偏见和一家之言，而是生理机制决定的。之所以几千年来鲜为人知，是因为把它作为"天机"、秘不外传的结果。如《周易参同契》所言："一者以掩蔽，世人莫得知。"而今本人予以公开——如果我们是慎思明辨、实事求是的学者，就不要因异己而咒诅，而应择善而从。现引学术领域中描述正旁真伪的两首诗于下，以供鉴别："道有三千六百门，人人各执一苗根，惟有些子玄关窍，不在三千六百门。""此窍非凡窍，乾坤共合成，名为神气穴，内有坎离精。"故物重光，难能可贵！祖先遗产，愿共珍惜！

五 何谓"一脉真传"

"一脉真传"的真传就是几千年传统学术真谛的传授，是相对于气功领域中大量的个人主观创编而言。"一脉真传"的一脉则具有两层含义，一是这项传统学术的传授方式要有严肃的仪式，二是传授的内容要指明具体的经脉窍道实体。这些都不是徒托空谈。经脉，就是庄子在《养生主》中说的"缘督以为经"，言脉则窍在其中。"三关九窍"中为首的一窍乃是玄关。这个仪式首见于《灵枢》，雷公要求学九针真谛（其中暗含"神针"）。帝曰："坐私传之，此天师之所禁，汝欲学何不斋乎？"雷公即退而斋戒沐浴，别居独室，择吉歃盟卜筮……以待一脉相传。此种清规，由医而道，甚至释氏西来，也有"衣钵真传"。新中国成立前我历二十余年，七次受此真传，只免了歃血。不过最严肃的是初步门径。全过程是：先经有资望的先入会者介绍、保证，传师同意后，择吉日良辰，沐浴更衣，入室随师跪拜"虚空之神"，三跪九叩，之后传师起身站立，口中念念有词，念完之后要受传者宣誓，说受传之后，绝不"泄露天机"，"如果有犯，甘遭天谴"之类的誓言。宣誓后，传师将备好的两方红纸，一方写有一"准"字，一方空白，揉成两团，放在碗中，在檀香烟上摇上几转，让受传者任拈其中之一。若拈到空白，便告诉你"缘法未到"，请你离退；如拈得"准"字，则默跪神前"观师"。而传师则瞑目"默像"，默毕以其右手中指，从他的祖窍（即上丹田玄关窍），直下祖脉（督脉上端鼻尖），再旋回至受传者的祖脉，沿鼻柱往上到祖窍，指点而言曰："玄关窍就在两眼之间。"这就是学中人常说的"真传一句话"。完后或就蒲团盘坐，或站立，再听传口诀和功理功法。这种传授方式历几千年而师师相传，直至"谈道色变"之后，学术随传师悉化乌有而失传。从《西游记》《奇经八脉考》来看，吴承恩、李时珍都是传师，他们也碍于清规神权，不敢直言不讳。现为了抢救绝学于失传之后，同时把祖师们常说的"大开普度"付诸实施，以利于继承发扬，故不惮背叛而全盘托出。现在请大家凝神默想"一脉真传"情景，把灵感、信息接收下来，用实习检验此"寂然不动，感而遂通"的性命窍门。

六 预传两式即席练功法

为了满足大家想尽快练功，以及方便个人或大小集体随时都可练功、尽快发挥此项学术的优势，给大家身体带来切实的好处，尽可能做到"须臾不离"，在未穷究道理以前，以最简捷的方式让大家领受一脉真传之灵感，即席传授两式简便的辅助功法，使大家即席练功，共同欣赏内功实效。这两式简便功法是：

站着练功的"独立守神"法和自由坐式的"凝神法"（又可名为"椅子禅"）。

这两式功法有利于个人在一切可练功的场所和时间练功，如乘船、坐车、乘飞机、休息等，又可用于大小集体练功——更容易排除杂念、聚精会神，收到良效。

两式功法应共同注意的事项，即应遵循的诀窍功法是：

1. 不直接当风的任何方向，站好或坐好。

2. 两手反靠背后连接，这样可竖脊、挺胸，有利于肺肾气机的舒展。

3. 从从容容、活活泼泼、虚无恬淡，待心平气和之后，什么也不想，只需"垂帘守窍"。垂帘指自然地放下眼帘（俗称眼皮），做到不紧闭、不留缝、不外视。垂帘是为了回光：把顺行外用的两眼神光——生命元素之主，变为内向守我，形体练功，把外消变为内产，一顺一逆，一生一死。

4. 垂帘回光之后，恬淡自然地，只用点儿意念，学术上名"真意"，默默地存想着两眼之间的玄关窍，名为"返照、守窍"，合成"垂帘守窍"，即"回光返照法"。两眼之间玄关窍的特点，如《易经》所说，"寂然不动，感而遂通"；而且此一窍通，便可使全身万窍皆通——其功效岂仅祛病？《灵枢》说：十二经三百六十五络，"其精阳之气入于目而为睛"，即两眼神光；《黄帝外经·奇恒篇》

说："脑藏精，骨藏髓，髓藏气，脉藏血，气血精髓，尽升泥丸"；又说，"脑为泥丸即上丹田也"，后来道家名之为"众妙之门""玄关妙窍"。从此可见，在真意主宰下，使两眼"回光"与玄关相结合，就会产生不可估量的效果。为此，练功时要掌握"返照"即"守窍"的火候：定要做到"不忘、不助长"。练功时眉宇间要与平时一样，不能有助长形成的愁皱状。

5. 收功之前要两手搓热干沐脸以闭窍。它和练功时不直接当风一样，都是预防窍道通后受风感冒。

第二节　功　理

一　动与静、有为与无为

1989 年秋，在西安召开气功精英与老龄气功会时，有人统计，各种气功功法已发展到一万三千多种，它比往昔内功号称"三千六百门"还多一万。约而言之，仍不外以有为法为特点的动功（即外功）和以无为法为特点的静功（即内功）两大类。当然两大类中也各有不同，而不是统一规格。有人说，自己创编的功法是动中有静、静中有动、动静双修。所谓动静双修，如用于疗病，也许可各行其"是"；如用于养生修真的性命双修，则动中有静仍属动。因为养生修真不但要求虚静，更要求"致虚极，守静笃"，才符合人体生理的特点与规律，必静极内动，阴极阳生，才能一元复始，万物并作。故凡属有为、外动，或人为内动，就生理物理言，都不符养生修真，而只适于劳动锻炼。所以说，不恬淡虚无，则不能凝神修性；不静极窈冥，即不能尽性至命、修命了性、补漏筑基。

从动与静，即有为与无为说，它们正好是顺与逆的一对矛盾。但既矛盾，又统一，各有千秋，两不可少。动不只是气功领域的动功与外功，也包括一切有为的生产劳动、运动锻炼。静也不只是静功，也包括休养生息，但它又不是因无为、因宁静而消极地如槁木死灰，恰恰相反，它是为了将外消转化为内长、返虚为盈的一种

"顺者逆之"的方法，即用外在的无为换取内在的无不为的方法。

从宏观的生产建设、劳动创造、抗敌御侮、保家卫国、拼搏夺冠等来说，也还有劳逸结合，以静保动、促动、复动的问题，否则不能更好地动、持久地动。至于谈到微观方面，具体到每一个人，如其人已未老先衰，或已老、已积劳成疾，这时是不是仍唯动是从？仍搞生命在于外在的运动？现在，是该反思的时候了。

人为什么会衰、会老、会病？不论导致它们的原因是什么，有一点是共同的：人身体中的精、气、神"三宝"因不断地消耗而削弱了，甚至濒于竭绝了。精、气、神"三宝"的竭绝意味着生命力的枯竭。到这时候应该重视的一个共同点就是：珍惜已经衰弱或濒于竭绝的生命力。而珍惜之法只能是既"节流"，又"开源"。作为有为的动，与无为的静，在性质上，动是向外消耗，即大动大"流"，小动小"流"，而不是"节流"。与此相反，静则为逆行，内向，从守形到再生，既不流失，更开源。遗憾的是这一简明的加减法，很多人也被弄糊涂了。

成都人，或去成都市旅游过的人，恐怕都去瞻仰过智者的代表诸葛武侯。不过大家多喜欢《隆中对》《出师表》，而对体现诸葛孔明修养情操的"头上铭"，神龛上额匾中的两个字——"静远"，却往往不大注意，说的是"宁静才能致远"，而不是"生命在于运动"。所谓"宁静致远"，就含有养生、祛病、康复、延年的目的在内，这是当前气功领域应特别注意的问题之一。

二 练功的经窍与功法的由来

养生修真包含两个方面的内容：一是养生。养生主要是预防，即治病于未病。岐伯说："病已成而后治之，譬犹斗而铸锥，渴而掘井，不亦晚乎？"预防分对内、对外两个方面，本文主要讲内练气功，使"病安从来"，即无病可却的内在方面。二是修真。修真是养生的深入造诣。可以说学术的深入则是修真，出浅则为养生，两者都是凭经络窍道加功法来实现的，所以，经络，特别是窍道与功法，更是首要的。经络与经络上附着的孔穴，常见于中医与按摩针灸，对于窍道，则知之者少，知全貌者更少。它们都从何而来？是谁发现发明的？如何发现发明的？长期以来每由之而不知，仅看到李时珍在《奇经八脉考》中谈到一句："内景隧道，惟返观者能照察之。"气功界很少有人研究及此：什么名隧道？怎样返观？如何照察？返观照察目的为何？是谁发明？这些疑问是否仍是"千古之谜"？

我认为，内景当然是针对人体而言。隧道的经络，因其隐形故可名经隧，或简称隧。道指两者：一是用于针灸的有孔穴道，已发明的如《铜人图》；二是用于传统养生修真的内练气功的无孔窍道。这些直接关系中医针灸按摩，特别是无孔窍道，不仅关系练功，更关系到人们生命的活水源头。现代科研肯定经络是客观存在的、是物质的，至于经络及经络上附着的窍道、穴道，还处于半明半暗之中，更不言是怎样发现、是谁发现的。从这一点来说，我们的祖先是了不起的！他们不仅发现了经隧窍道，甚至还有人体生命的活水源头。既发现，又用来养生修真，的确是了不起！他们发现并运用了包括生命源头在内的经隧窍道，实现了"天人相应"，把宇宙缩影于人体经窍之中而一以贯之。

先师辈及我，两代人做了持续的研究后认为，包括经隧在内的内练功法，只能出自古医学前身，即医无药时，从无到有形成的。那时，当六淫之气引起病变，而又无医无药时，怎么办？只能是本能地头痛按摩头；额痛推拿额；眉棱作痛，按摩推拿两眼之间鼻端处（玄关窍），把鼻梁扭扯（推拿）得红红的，顿觉病痛缓解，甚至痊愈，一试再试都灵，遂深入人心，印入脑海。谁知鼻梁这个"寂然不动，感而遂通"的发现，竟会是人类生命源头的最大突破口！更重要的，比发现这个能治病的敏感部位更了不起的是，由表入里，既发现发明"内景隧道"——经隧、穴道，更"顺藤摸瓜"，"缘督以为经（径）"，在发现玄关窍的基础上，进而发现了后"三关"，以及任脉线上的中、下丹田，合成前三田、后三关，是为医经上任督两脉沿线可寻的经窍要害。

其中"三关"关系到人们的生死，故名"三关"。而众所周知的下丹田，乃是"胞"之所在——男子也有"胞"，无"胞"就不能产精气和胎息。这是《黄帝外经》补《黄帝内经》之不足。后来更发现任督之间，起调节作用的冲脉线上，亦即前三田和后三关这两个"三"之间，练功到高级领域，还将再气化形成三窍，这样共有九窍，是即八卦（含四象）、九鼎（含五行）。特别是这个"寂然不动、感而遂通"的无孔窍门，竟会是万窍之祖。竟会是一窍通万窍通之"一"，一以贯之全身的"一"。对此一窍，医家在《灵枢》透露为"十二经，三百六十五络。其血气皆上于面而走空窍"的"空窍"，就是玄关窍。后来在《黄帝外经》中岐伯才直言"脑为泥丸即上丹田"。上丹田及下丹田，首见于医经。学术由"岐黄"而"黄老"。经孔子问礼于老子，于是这个"一"便被儒家奉为"唯精唯一"的"一"。有一必然有二，是即儒家"允执厥中"的"中""①"，即太极（同Ⓢ），道家名道生一的"一"。"抱元守一"的"一"，亦是这个"一"。由于这个"一"太神奇了，既可发而为万，弥满六合，又可万殊归一，退藏于密，无臭无声。正因此而被神化为"天机"，《周易参同契》直言不讳地说："一者以掩蔽"，"世人莫得知"。其实都暗示玄关一窍。

处于原始社会状态的祖先，他们巢栖穴处，茹毛饮血，作少息多。类似现在地广人稀的地方，一年四季有半年休闲。大量时间总不能老是睡觉，必然瞑目假寐居多。假寐的瞑目，不就给我们"发明"了后来叫作"垂帘"的功法？这就是创造了练功时"反射"的条件——"回光"。在假寐中最方便不过的就是"默想"到"眼前（鼻梁）"。这样就形成后来的"返照"——守窍，成为我们练功的先决条件"垂帘守窍"，即"回光返照法"。一经在假寐中默想，即"回光返照"，便会顿觉神融气畅，四体安舒；而"久坐必有禅"，便会产生出系列"内景"来，直至此身透明、照察、发现、发明如李时珍说的"隧道"，成为新的质变的飞跃——完成了养生内炼功的前工程段。

三　源流与演变

从传统养生修真内炼工程所依据的经窍、功法、原理研究，学术的源头不是出自"老庄"，而是出自"岐黄"。《黄帝内经》开宗明义第一章《道生篇·上古天真论》所说的"上古天真"，不就是我们祖先中的先知、学术的创造发明者吗？经隧（即经络）的发明为中医的发展提供了辨证施治的依据；经隧上孔穴的发明，既为按摩推拿提供了准确性，更为针灸的发展创造了条件。这些非本文探讨的目标。经窍和内炼初级工程形成后，经过进一步的发展完善，便形成了后来的一整套内炼工法。

为什么瞑目默想，即垂帘守窍、回光返照，会产生出系列内景？这就容易发人深思：目能外观，瞑目也能返观返照，"眼前、目前"，是后来暗示玄关的代名。"眼前"既能治病，又能产生内景，"探其原，守其神"，于是逐渐发展形成一整套性命双修的机制、功理和功法，特别是由外向消耗变为逆返、内向、守形（形体）、再生的"颠倒之术"……都从"无视无听，抱神以静，必静必清，汝神将守汝形，形乃长生"而来。什么叫作"颠倒之术"？张三丰的"顺为凡，逆为仙，只在中间颠倒颠"便给出了答案。"颠倒颠"具有反反复复的含义。至于究竟如何颠倒？最明显和我们每一个人直接相关的，与日常生活密不可分的，莫过于视、听、言、动。因为视、听、言、动是由体现生命的主要元素"神"的主宰实现的。如把神的外向消耗变为逆返、内向，不就是把外消变内聚？这就说明，医经说的长生不老，是属于朴素的唯物辩证观的。当然，长生不等于永生，不老不等于形骸永存，而是指形神俱妙，死而不死——即自我"羽化"，免却老病死苦。

内功原理颠倒之术，经广成子传黄帝，黄帝又请岐伯天师阐明，传旨载于《外经》，"传示臣工，共游于无极之野"，至周代形成"黄老""老庄"，发展成儒家的"诚正修身"。由于生理机制相同，性命窍道相同，连后来释家禅修，首先也是"观鼻端""观自在""观音"，仍是名不同而实同。随着发展，各家历代不乏传人，作为内修内练，颇有"惟道独尊"的特点。两三千年来，如果问有些什么演变，我以为有下述几点：

1. 东汉杰出道家魏伯阳，作道家第三部经典《周易参同契》，借《周易》爻象，把学术形象化比作"炼丹"，于是精、气、神"三宝"，便成为炼丹的"上药三品"，特别是"神"与"气"，便名为"汞"与"铅"，其他比象名词，不胜枚举，使学者更感神秘。

《周易参同契》对后世科技影响深远重大：

（1）由《周易参同契》炼人体内丹，引出晋代葛洪的炼金石外丹，成为后世化学工业源头。

（2）从《周易参同契》中的无极而太极，而两仪、四象、八卦的"一分为二"原理，通过庚子赔款，西方传教士来华搞走这部书，再转入莱布尼兹之手，从中发现"二进位制"，即上述一分为二原理，成为当代尖端科技电子计算机发明的依据。

（3）《周易参同契》一直被视为"异端"，视为"封建迷信"，踩在脚下，如今得以翻过身来，恢复了它作为人体生命工程即"生理炼丹"科技的本来面目。

2. 由于学术确具有内在的特异功能，从封建保守到专制垄断，在清规加神权的严格约束下，直流传到庚子赔款，外教入侵，导致所谓"万教齐开"以前，都是师弟"直指单传"：即一代只传一人，一次全工程直指，之后在扩大传授面的同时，又改一次直指为分九层次传授。如欲取得传授权，九层次之后还要历"天、正、引、保、顶"五步阶梯：得"天恩"只能传初层，必"顶航"，才能尽传。作为我，新中国成立前历二十年，也只得传九层之七，未窥全豹。但经多年精研，广泛敦促，去年（1990年）在北京二次办班时，首次写出八、九两层，聊胜于无，填补空缺。由于封建垄断的传授方式，当然导致大量旁蹊曲径的出现，至新中国成立前夕，"旁门左道"的功法已号称有"三千六百九十六种"之多。当然，这是就养生内丹而言，如作为气功疗法，则可各行其"适"。

3. 辛亥革命后，学术为封建破落上层所利用，直至害群之马频出，并利用它来搞政治勾当，因而国民党时曾被通令禁止（实际上禁而不止）。随着国民党的失败，一些人又用它来破坏革命，导致新中国成立时谈道色变之厄。因当时还不懂一分为二，把祖先遗留学术与利用学术做坏事、搞政治破坏的人分别对待，以致"倒洗澡水把孩子一起倒掉"，使历几千年流传、喻为中华民族文化学术遗产的精髓，顿化乌有而告失传。

4. 20 世纪 50 年代中叶，刘渡舟传给刘贵珍好些外功作为疗养的同时，暗循清规，传刘贵珍以下丹田为唯一窍道的"内养功"，合称气功疗法，不无好的作用。因得于北戴河设专业气功疗养院，受到住院中央首长谢觉哉、叶季壮等的大力支持，当时是物以稀为贵，得《人民画报》采访报道，向全国推荐，从此以外动功法为主，内功亦得"附骥"。发展至今，总的印象似乎是，提到气功都是动，小动、大动、自发动，反正"生命在于运动"。什么生命呢？如就宏观、就整体，的确是没有劳动创造就没有世界；就人体生命来说，人已未老先衰了，或已老、已积劳成病了，此时是不停地唯动是从好，还是休养生息、从事静修好？

就传统养生修真说，内练气功不免贬值之忧：由预防、养生、修真，降为对某些病的气功疗法；传统以"三关九窍"、九层次为全套工程，其中包括性命两窍，特别是以性源一窍一以贯之，而今降为偏安一隅的下丹田，所谓"内养"，不过是气贯丹田、气通任督，以及所谓的"打通周天"而已，再难深入，更不识性命双修为何物事。现在是该拨乱反正、抢救绝学，使故物重光、继往开来的时候了。否则识途老马，一旦一个无存，就愧对祖先与子孙万代了。这不是一家危言耸听！

四 师 承

清一代道家人才辈出，江西丰城黄裳元吉祖师，即其中佼佼者。祖师以鸿儒入道，造诣精深。从他的巨著《道德经注释》《乐育堂语录》等书可以看出，他以道家为主，集千经万典之要蕴于其著作中，确具理通三教、学贯人天的特色。祖师于清道光咸丰年间来川，访道名山，弘扬大道，有缘于富顺县（现与我荣县同属自贡市管辖），被学人留住，得以设乐育堂讲学历十余年，从学者数千人。祖师著作，先木刻于自贡市自井区，成书于光绪十年（1884）。民国八年（1919）、十一年（1922），先师龙腾剑改为铅印，大部分著作及学术得以流传全国。先师官德懋还远去日本讲学。从历史实际考察，先师刘、官、龙三人"同心开普度"，集学术新旧大成而成就我学会。所谓"新"，是指张执阳宗师发掘古道经窍潜力，创编出两种新功法，即"鼓琴招凤"与"敲竹唤龟"。黄元吉祖师精通传统古道。作为古道，先师刘客舟，受传于富顺陶炳南师祖；先师官德懋，受传于隆昌郭恒秉师祖；先师龙腾剑，受传于荣昌朱恒泰师祖；新法三师受传于王慧清师祖。王受张执阳师祖单传。王传共五人，我师占其中之三，因志同道合，得组成我学会，成为新中国成立前全国正宗三大流派之一。三派均出自四川。我派人不多，但质较优。先师辈鉴于最大流派人多质杂，颇多招摇，为防患于未然，使我流派泛称学会而无统一名目，但最终仍未得保全。

我学会由刘、官、龙三师受传新法后创建，时为民国初年。先设基地于四川荣县文昌坪"继尼仙房"，即官师佃住李溪华土筑屋。随着发展，后来在刘师捐献一幢房屋基础上，又添建精舍，合成"昭德祠"，即荣县县城南郊招凤山基地。从此，每年盛暑，省内外就有一批上层学员借避暑专门来此练功一个月。我业师（学医药的）每年也都参与学习练功。当时我作为店员，本无资格参与，但因陪同业师也在此开始受传初功。此处建筑直至"文革"后期，才被拆建民房而徒余残痕。

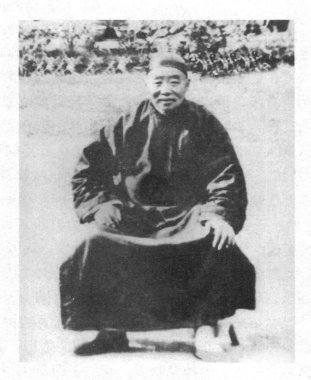

官德懋师祖（1881～1951）

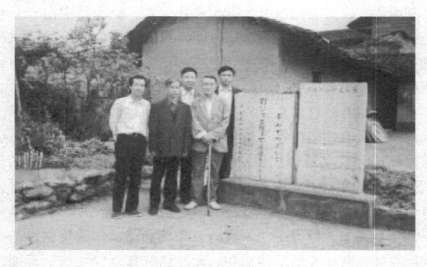

在四川省荣县招凤山基地的刘客舟墓碑

（手持拐杖者为梅自强）

　　我学会有自立戒规，严禁借道敛财、索隐行怪，严禁反道败德、欺世盗名等好几十条，这与其他宗派有所不同。几十年来，究竟有无高深造诣者？有一例，即我县老革命家吴玉章的挚友谷醒华之父谷海涛先生，他是自我掌握生死的。他家在古文乡，距荣县县城三十公里。离世前吩咐子孙，按时将他送入我学会昭德祠。那里专建有供学人"羽化"的"升西亭"。他准时安详坐逝，一时异香遍闻。当年，我曾目睹谷海涛先生在招凤山昭德祠的羽化。谷醒华是老一辈盟员，人民大学在京成立后，他便被吴老请去做讲师，后因病死于吴老之前。谷醒华父子在学会都得领"天恩"，能传初功。据了解，官师是在醒华追随下去日本讲学的。又悉不仅县人吴玉章早年曾入道，血战台儿庄、以身殉国的名将王铭章亦多受官师春风化雨。更不谈区区小子如我。当年官师看在本业师（学医药）的面上，竟能破格收我，也十分难得。惜我文化低而身体弱，官师常引孔子语"果能此道者，虽愚必明，虽柔必强"相勉。故当几千年祖遗学术失传后，我不得不背叛清规，以应变精神，公开此千古之秘。

五　人定胜天，君子傲命

　　养生修真之学，实即人定胜天、君子傲命之学。君子傲命，即不受自然的局限，"我命由我不由天"是也。是否能做到？答案是既可以做到，又不是随随便便能够做到的。对此，曹雪芹在《红楼梦》第二回的《好了歌》中说："世人都晓神仙好"，只是名利恩爱"忘不了"，即是说"好就了，了就好"，难就难在"总难了"。因此，曹雪芹又作《好了歌进一解》的启示。

　　什么是天年？怎么叫天年过度？如何才能达到天年过度？天年就是古人按淳朴的风尚，一般可以达到的年龄；度，古制为一百二十岁，过度是超过。但随着人类进化，情智淫巧亦随之出现，以致很难达到天寿，或半百而衰，有的不到半百先衰，所以祖先中的先知，有养生修真之道的发明流传。岐伯在《外经》中说："寿夭定于天，挽回天命者人也。寿夭听于天，戕贼其形骸，泻泄其精髓，耗丧其血气，不必至夭数而先夭者，天不任咎也。"

谈到怎样才能天年过度，《内经》首章，"岐黄"有一则言谈值得内功修炼者们参考：黄帝借人年老无子问岐伯，老年为什么无子？岐伯答出男女生理从发育到衰竭的"机械唯物论"规律。他说："女子七岁，肾气盛，齿更发长。二七而天癸至，任脉通，太冲脉盛，月事以时下，故有子。三七肾气平均，故真牙生而长极。四七筋骨坚，发长极，身体盛壮。五七阳明脉衰，面始焦，发始堕。六七，三阳脉衰于上，面皆焦，发始白。七七，任脉虚，太冲脉衰少，天癸竭，地道不通，故形坏而无子矣。丈夫八岁肾气实，发长齿更。二八肾气盛，天癸至，精气溢泻，阴阳和，故能有子。三八肾气平均，筋骨强劲，故真牙生而长极。四八筋骨隆盛，肌肉满壮。五八肾气衰，发脱齿槁。六八阳气衰竭于上，面焦，发鬓颁白。七八肝气衰，筋不能动，天癸竭，精少，肾脏衰，形体皆极。八八则齿发去。肾者主水，受五脏六腑之精而藏之，故五脏盛乃能泻。今五脏皆衰，筋骨解堕，天癸尽矣，故发鬓白，身体重，行步不正而无子矣。"从上述生长衰竭看，肾气是主要的。古人名为先天之气，故内炼工程以此为基础物质，它的盛衰，与体现生命的两大元素神与气即性与命密切相关。黄帝善学，既好问，又举一反三。他觉得岐伯的答复有些机械，故反诘曰："有其年已老而有子者何也？"岐伯曰："此天寿过度，气脉常通，肾气有余也。"即是说，气脉常通，肾气有余，不但可以过度天年，而且能有生育。岐伯的补充，似把机械唯物变成唯物辩证了，但仍言有未尽：怎样才能使气脉常通、肾气有余呢？所以黄帝又说："夫道者皆百数，能有子乎？"岐伯曰："夫道者能却老而全形，身年虽寿，能生子也。"对此，《金丹真传》的作者提供了验证。

应当说明的是，什么是"道者"？说的就是，既知道又行养生修真之道的学者。怎样才能气脉常通？必须求得人体能导致万窍通而一以贯之全身的一窍玄关。怎样才能使肾气有余？必须实行颠倒之术。后来孔子既概括又含蓄地凝练成一句论语精髓，即"非礼勿视听言动";"克己复礼，天下归仁焉"。"仁"即生身之本的玄关。

第三节　生理物理

生理物理通称"机理"。生理主要指人体内景隧道，即经络窍道；物理一般指精、气、神"三宝"。而这两者又你中有我、我中有你。作为物理，应包括生产精、气、神的"奇恒六腑"，即脑、髓、骨、脉、胆与胞。六者中的脑与胞，更是生理物理的主宰者。修炼内功之士，应特别留心于此二者。现分述如下。

一　人体巨系统组织结构之秘

科学家把人体称作巨系统，说明它的复杂性。这个系统如何巨？它的组织结构如何？有哪些尚鲜为人知之秘？现根据祖国医经，提供给研习者参考。

据医经记载，人体是由三百六十五块骨骼、十二经、"奇经八脉"与三百六十五个穴位所组成的巨系统。它有一个特殊器官，这个器官具有支配全局的权威，能一以贯之全身，直至毫发，所谓"一本万殊"，但"万殊又归一本"。这个"本"也就是"一"，也就是主宰人体性命的活水源头。在比《内经》稍晚的《外经》中，岐伯把它名为"脑"、泥丸、上丹田，即道家名为"众妙之门"的"玄关窍"是也。后来的释家名为"鼻端""自在"。鼻之端，亦即身之端。端者，造端之始也。这个端尽管不少人数典忘祖，或偏安于下丹田之一隅而积重难返，但它毕竟是人体艰生理的客观存在，具有"人人共有、人人共由"的特点，而不管你是否承认。作为"此窍非凡窍"来说，说它的发现发明伟大，是因为它不仅在生理上是人体生命的源头，哲学上还是天人相应，即由无极而太极、由宇宙而人体的枢纽。既是道生一的"一"，又将变为一生二的"二"。没有这一发明，岂止是无中医经络、穴位之可言，而且没有了中华民族文化学术的核心，即儒家喻为的"仁"与唯精唯一的

"一"，允执厥中的"中"。一与中，正是一生二的起点。只可惜在封建保守，特别是只许"深藏守，不传文"以及在愚昧无知的种种自我折腾之下，迄今仍"发而不明"，更不言深入研究与扩大利用了。现代科学是以人体生命为尖端的科学。传统法于阴阳，不名生命名性命。传统养生修真内练气功，实即性命双修工程，即从认识、强化性命，到延长直至掌握性命，即掌握生死的工程。如果说尖端科学是人发明的，而主宰人体的正是性命，故孰有比性命更重要的？作为从事中医气功学者、科学研究工作者，无疑应该深究，特别是应该予以认真地再检验、认识。

人体的组织系统是骨骼与经络联成的整体，分别以手足三阴三阳而归属十二正经，旁及十二经别与十二经筋，它们又分阴阳而归属"奇经八脉"中的任督两脉所辖：手足三阴归任脉，手足三阳归督脉，故称任脉为全身"阴脉之海"，督脉为全身"阳脉之海"。"奇经八脉"中的太冲之脉则居任督两脉要冲而调剂之，故又以冲脉为全身"百脉之海"，这是医家所熟悉的。问题在于这三个"海"，是喻深不可测，还是有一个汇百川而合一的"大海"？实则两者皆具。那么这个大海在人体哪里呢？这也是鲜为人知之秘。

另外手足三阴三阳这十二经的循行起止，一般都知是起止于爪甲，但起于足趾甲的又止于何处呢？起于手爪的又止于何处呢？也都知道止于头、止于胸，以及所谓"头为诸阳之首"。如何具体止于头胸何处？诸阳所在的"首"何所指？又鲜为人知了。

又如"营卫之行，如环无端"，也是医所咸知；而"奇经八脉"的"奇"，已可从八脉之名顾名思义，但更鲜为人知的是任督两脉本身的循行。先人们认定，任脉"前行短"，督脉"后行长"，它们循行身之前后，"如环有端"——问题在于，何处是任督之端？

在上述系列疑问的答案中，包含着与内练气功经窍的密切关系：

1. 三个"海"，也正是头为诸阳之首的"首"。这个首也是人体的首窍，即祖窍、上丹田、玄关。《灵枢》说："十二经，三百六十五络，其血气皆上于面而走空窍"是也；《外经》说："脑藏精，骨藏髓，髓藏气，脉藏血，气血精髓，尽升泥丸"；又说："脑为泥丸，即上丹田也"，即两眼之间的玄关窍。

2. 任督前后循行，如环有端，其端正是上丹田，后又名玄关窍、祖窍等，在三教书中包括暗示、隐讳，四十多名词皆指此。在晚成的《外经》中，岐伯补充《内经》对任、督探讨之不足，谓"任督合之则为一，分之则为二，其行前者亦行后，行后者亦行前"。《庄子》更以"缘督以为经（同径）"是"养生主"。

综上所述，可知"此窍非凡窍"之实矣。

从《奇经八脉考》可以看出，李时珍是养生修真内炼气功大师，所以特作此"考"。遗憾的是，他不能不受清规加神权的约束，把上述经窍要害谈到呼之欲出之际，又支吾其词，把人引入烟雾之中。

二 "三关九窍"部位传真

如果把人体比作大厦，那么三关九窍所在的任、督、冲三脉，就是"顶天立地"的三根支柱。三关在九窍内。九窍中包含着天地人物，包含着万有，故曰"万物皆备于我"。

主宰人体的三百六十五络属十二经系统，十二经受任督统辖。在"督脉之督，任脉之任"下，"奇经八脉"中其他六脉，除太冲之脉调剂任督要冲外，其余五脉，分别把人体的三百六十五络维系起来、撑持起来、带束起来而合成整体。传统谓"天人同质"，医、道、儒、哲都把人体比作"小天地"，而又把这个"小天地"中具有的"天地万物"，缩影于三关九窍之中，这就是哲学里无极、太极、五行、八卦、四象等的实体所系。

以往每以"道"为"封建迷信"，其实道也是物质，是"无极"的微观物质，即清空一气的综合体，所以既可名道，又可名无极。因肉眼看不见、嗅不着，所以又名虚、名无、名空。然而虚中含实、无中含有、空而不空、不空而空地有形隐于无形之中，无形隐于有形之内，所以神形俱妙也。晚清道家一代杰出大师黄元吉关于什么是道，什么是无极，都做了物理辩证的解释。他说无极的实体，可于午夜零时置身旷野来体察。此时如无照明与音响，茫茫四顾，什么都无；然而天地人物，什么都包含其中，什么都有，是即无极。无极就是阴极、静极，但亥时过去，子时阳生，特别是三阳开泰，寅卯大天光，又万物毕呈，所谓无中生出有来。至于道是什么呢？老子说："有物混成，先天地生……吾不知其名，字之曰道，强名曰大。"即是说"道""大道"，都是强加的名词，它不过是天地还没有生以前，即亥子之交、混沌时的清空一气，也就是"虚无生一气"。把它落实到人体，无极即未生此身时的阴阳，体现为我们的父母。一旦阴阳结合，而生此身，是为太极。此时太极尚未开基，乾坤合二而一，一旦呱呱坠地，则一分为二，是谓性命，是谓坎离。合二而一，即已生未生时的玄关；一分为二，则为地北天南。玄关居本位而为离宫，即性宫；命则北去，而为尾闾命宫。故必颠倒，"取坎填离"，才能返还乾健之体。

养生修真练功的"道体"，即"三关九窍"。道、儒每以"礼"同"体"来暗示，儒更以"仁"来暗示，以"一"、以"中"来暗示。总之，以玄关一窍为首的九窍，贯穿医、道、儒、哲学术领域，作为标志无极、太极、阴阳、四象、五行、八卦，而把天地万物缩影于这九窍之内，以体现人体这个"小天地"，因此，就具有生理与哲理的不可取代性。窍与窍、经与经之间相互的对仗和联系，即是说有固定的过经过脉的部位，不似有的自我创编，任意更改，如把"三田"任意扩大，把九窍变为十二窍，这就违背了生理，不符哲理，弄巧反拙，不伦不类了。现公开这个只许"深藏守，不传文"的千古之秘，以供参考。有人说，人有大小高矮，各有门派师承，各有各的功理功法。须知经窍是总同的生理，测定经窍穴位置应有相适应的自带量具，现按九窍所在经络逐一揭示如下：

1. 督脉：督者督也。庄子说："缘督以为经（同'径'）。"它与任脉、冲脉都发源于前后两阴之间的会阴；会阴本身不在九窍之内。有人把会阴作下丹田，误矣；作为任督通道，亦误。督脉与任脉分之则为二，合之则为一。就分之而言，督脉后行长，沿脊中由下而上，从尾椎往上数，三至四椎之间名"尾闾关"，是人体性命之命的"命宫"，即"坎宫"所在，命气、命根子所在。它喻为人体"小天地"的"地北"。四象属冬，五行属水，八卦属坎，时辰属子。《庄子·逍遥游》喻为"北冥"，说其中有"鲲"；鱼喻水喻阴，昆加鱼，比日喻阳，意谓外阴内阳的坎（☵）；故曰"鲲"将化"鹏"；鹏喻阳中之阴的离（☲），说的是"炼精化气，取坎填离"的工程。由尾闾往上四椎处为"命门"，虽不属九窍，但仍是重要的"命门"相火所在。由命门再往上五椎，即由尾闾上数九椎处名"肾脊关"，又名"夹脊关"。庄子把这九椎喻为"九万里"。这里四象属春，五行属木，八卦属震，十二时辰属卯。它是养生修真工程由中层次飞跃到高层次的突破口。再往上九椎至后脑发际为"玉枕关"，它正对前面两眼之间鼻梁处的玄关。"玉枕关"属人体"小天地"的"东南隅"，八卦属巽。以上名后"三关"（即尾闾关、夹脊关与玉枕关）。之所以以"关"为名，是喻关系人们的生死，即由上到下顺行为"相生相克"的"死路"；如通过练功，用颠倒之术使"顺者逆之"，变为由下返上，则为"生路"。可见一上一下、一顺一逆，是圣凡交关。由玉枕关直登彼岸，即玄关窍。所谓直登，即不经百会，百会不属九窍之内。因任督两脉之间的要冲，有太冲之脉调剂其间，故上下丹田过渡皆为直登。玄关与尾闾，一性一命，都共一本，一在上端，一在下端，它们都同出自太极之一源，因顺行才由乾坤变坎离。玄关部位，亦有旁蹊干扰，如有谓在眉间、在额上、在百会，皆非。据医经考证，实践检验，只能在"眼前"的鼻梁，而不能在眼上的眉间印堂，差毫厘，分正旁，其结果则失之千里。玄关在"小天地"原属"天南"，故玄关的表为"南天门"，里为"离宫"，即性命之性的"性源、性宫"所在。性由心生，又是"心之机"所在。玄关之旁为"睛明"，睛明原只知各一，据科研谓睛明有上下内外，两面合成八个睛明，颇符"玄关筛骨"的验证。为此曾拟诗曰："八个睛明扛一玄，无限风光在眼前。无欲观妙又观窍，众妙之门玄又玄。"对于玄关的准确性，在几千年的实践检验中，由医而道，而儒，孔子凝成两格言置于《易》系辞之中，即"寂然不动，感而遂通"。孔子又说"吾道一以贯之"，即指玄关的一窍通万窍通。从《奇经八脉考》可知，李时珍是深知道者。虽碍于清规神权，他把玄关讲得呼之欲出之际，却用阴跷一脉取而代之。但他仍说"此窍一动，诸脉皆通"，更谓"内景隧道，惟返观者能照察之"。返观指两眼"回光返照"，也只能是玄关。总之，这个"理通三教，学贯人天"之窍，是九窍中不可取代的元首。这是人体生理的客观形成。玄关窍是秉承"无极"的"太极"，故以"① = Ⓢ"中来标志，具有乾坤阴阳的特点。随着顺行才蜕变为坎、离，仍一阴一阳，只是地北天南，遥相呼应。它四象属夏，五行属火，八卦属离（☲，指后天），十二时辰属午。它是"北辰""皓月"，为众星所拱、百脉所朝，即《灵枢》谓"十二经、三百六十五络，其血气皆上于面而走空窍"的"空窍"。它与"其精阳之气，入于目而为睛"，不正好如此？

以上合成督脉沿线的四窍，既含关系人们生死的"三关"，更有主宰人体的性命两窍，特别是性源，亦即人体生命之源头一窍所在。《庄子·养生主》之所以"缘督以为经"，是大有道理的。久失复得的《外经》，对玄关一窍，在机理上做明确阐述的同时，顺带谈出九窍中上下丹田的由来。《外经·奇恒篇》以脑、髓、骨、脉、胆与胞为"奇恒六腑"。岐伯说："修真之士，必知斯六义，才能产精气以结圣胎，至要者则脑与胞也。脑为泥丸，即上丹田也；胞为神室，即下丹田也……"由此可知，作为上丹田又名玄关一窍，原是脑海所在，全身十二经三百六十五络血气所归宜矣，作为练功门径一窍，作为学术的正门真谛，宜矣。

2. 任脉：任者任也。任脉前行短，从会阴沿身之正中线上行，在脐下横放四指的下边沿即为下丹田。由下丹田体表入里"一寸三分"（"寸"为"中指同身寸"，即以自己的中指尖与大拇指尖接触后的中指中节两横纹头间的距离为一寸，下同）处名"神室"（亦可名"一寸三分"），它是先天胎息、后天呼吸主产之源。它后联尾闾，上联神阙，神阙又与命门相连，命门下与尾闾命宫命气相接，故能在"尽性至命"之后，在脐下形成"虚无窟子"，即"玄牝"与"玄牝之门"以修命。下丹田属西北隅，后天卦象乾。由下丹田直上，两乳之间为膻中，又名乳房，是中丹田。四象属秋，五行属金，八卦属兑。从中丹田的体表入里一寸许处为绛宫，是存储小还丹之处。总的是"前三田"与"后三关"遥相对仗；三田的由表入里都有"后宫"，其由表入里都是一寸处。它们的分工是：下丹田产药，也可名产丹；中丹田由储丹到前阶段炼丹；玄关则是先修性、后炼神之处。玄关作为门径，自始至终，经历"节节修，节节丢，丢了又修，修了又丢"的循环反复，都以它为"仁"、为"核心"，即生机也。以上为任脉二窍，共成为后行长、前行短的督任两脉要害的六窍，习称"前三田、后三关"。此首先见于《外经》者。

3. 冲脉，又名太冲之脉。冲者冲要也，谓居任督两脉要冲而调剂两脉。按道家内修工程进入高级阶段，即由"小还丹"到"大还丹"飞跃时，在"前三田"与"后三关"之间，还要气化形成三窍：即首先"攒簇五行，和合四象"，在中丹田膻中与夹脊关之间，中央立极而形成"土釜"，术语名"重安炉鼎，引药（大药）归炉"；中央立极之后，就会"地涌金莲"。在下丹田与尾闾关之间气化形成"宝鼎"。在上丹田与玉枕关之间"天生宝盖"，气化形成"华盖"——从而"三关九窍"齐全，四象、五行、八卦齐全，而无极、太极阴阳两仪在其中矣，是谓"周天"或"大周天"。三田、三关见于《外经》，是生理形成显而可见者；冲脉三窍，潜伏可深，显得"不是固有"，实则为潜在而已。学人把九窍概为《十二字顺口溜》曰："前三三，后三三；三个三，一串穿。"它们相互对仗，既相互联系，又相互制约，不是可以任意"创编"改变的。至于系列名词术语，都是"归类比象"的强名，我们不要拘泥于丁丁入木，求个实处。所以《语真篇》言："设象以明义，义明而象捐。"不这样就会越解越惑。此外，在气功领域，有的人既闻有"三关九窍"之名，又无法凑足，于是以"百会"为"阳窍"，以"会阴"为"阴窍"来拼凑以成，既画蛇添足，又不知"阴在上，阳下奔"。神阙以上皆阴窍，以下皆阳窍。

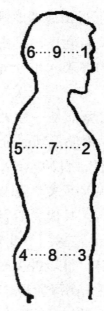

天人相应"三关九窍"及其属性示意图表

"三关九窍"体系表

"三关九窍"体系			中国医、道、儒、哲天人相应独特理论											说　明
			两仪	四象	先天		后天		五行	五气	五方	五色	五脏	五腑	十二时	
序号	窍名	窍位			八卦	属象	八卦	六亲								
1	上丹田	两眼之间	阴	夏	乾	天	离	中女	火	暑	南	赤	心	小肠	午	
2	中丹田	两乳之间		秋	坎	水	兑	少女	金	凉	西	白	肺	大肠	酉	
3	下丹田	脐下四指			艮	山	乾	父								即中指同身寸三寸
4	尾闾关	前对下田	阳	冬	坤	地	坎	中男	水	寒	北	黑	肾	膀胱	子	
5	夹脊关	前对中田		春	离	火	震	长男	木	温	东	青	肝	胆	卯	

续　表

"三关九窍"体系		中国医、道、儒、哲天人相应独特理论											说　明
6	玉枕关	前对上田		兑	泽	巽	长女							
7	中央土釜	中中	长夏					土	湿	中	黄	脾	胃	膻中夹脊之中
8	地涌金莲	下中		震	雷	艮	少男							尾闾下田之中
9	天生宝盖	上中		巽	风	坤	母							玉枕上田之中

附言：九窍中的上丹田是医家命名；道名众妙之门、玄关窍、目前、眼前；释名鼻端、自在、目连等等。它"理通三教、学贯人天"，有四十多个隐讳名词。

三　体现人体生命的气血精髓

人之所以能生存活动，以有生命，即性命存在；而体现生命的物质，从中医观点来看，主要是气血精髓，人们习称"精气神三宝"。这三宝也就是修真炼丹的"上药三品"。

练功的窍道出自"奇经八脉"中的任、督、冲三脉。炼丹的上药三品源于"气血精髓"：气来源于髓，血来源于脉，精来源于脑，髓来源于骨。脑髓骨脉来自"奇恒六腑"，六腑中还有胆与胞。以六者能藏，又名"奇恒六脏"。岐伯说："修真之士，必知斯六义，而后可以养精气结圣胎者也。"说明这六者何等重要！当然最重要的还要数这六者中的脑与胞。脑即上丹田玄关窍，胞即产胎息的下丹田。在学术中，我们否定偏安下丹田一隅，积重难返，不等于无视它的重要作用，只是说它不是下手修性的门径，说它在部位上混乱而令人无所适从。作为修命、作为炼丹，它是不可或缺的药物来源、神息来源。神息，炼丹的风火也。

体现人体生命的气血精髓，在生理上是：脑藏精，骨藏髓，髓藏气，脉藏血。岐伯把这四者的合成物分为"血气"与"精阳之气"二者。血气医经名为"卫气，营血"，每天有规律地日行于六阳之经、夜行于六阴之经各二十五遍，而终究必流于面上空窍，故谓"气血精髓，尽升泥丸"。泥丸即脑海。升泥丸又将下于神室，即下丹田。这是自然而然，所以人为地气沉丹田必然违背生理。对于精阳之气，则荟萃于两眼之睛，即升华为神光。人的这些生命元素，关系本身寿夭、生死——通过眼睛的外视而支配听、支配言，特别是支配四肢无休止地动，直至血耗气散、精竭髓枯而死。在现实生活中，受声色货利引诱，外耗更甚，以至于不少人未老先衰，而病，而死。

养生修真的原理，主要在于使气血精髓藏而不泄。怎样才能藏而不泄？主要是让气血精髓返还本身。返还的法则就是休养生息。广成子说："无劳汝形，无摇汝精，无思虑营营"，以及"无视无听，抱神以静，使汝神守汝形，形乃长生"。后来孔子说的"非礼勿视听言动"，以及"克己复礼"（礼同体，指窍道）、"天下归仁"也是这个意思。天下，指人体小天下。"归仁"有两个含义：玄关是生命之本，故可名"仁"，工程炼得好，也是"归仁"。

非礼勿视听言动，就是眼不视，神藏于肝；耳不听，神藏于肾；口不言，神藏于心；四肢不动，神藏于脾。如果再抱合这些神"返照"于一定窍道，就是把外向消耗之神，变为向内的聚集与再生。所以练内功的第一着就是"垂帘守窍"，能垂帘不外视，则不会继之以听、以言、以动了。加上返照守窍，变再生为壮大发展，修真成真，何不是辩证唯物逻辑？这就是颠倒之术。

第四节　内丹功九层十法窍诀直指

一　安全预防，养生康复法

食饮当有节，起居要知常[1]。

形劳即消耗，作息自度量[2]。

虚邪与贼风，应该及时防[3]。

饮酒尽量少，最好烟莫尝[4]。

醉后入房怵，纵欲精倍伤[5]。

耗丧时容易，填补费时长⁽⁶⁾。

治病于未病，杜渐把微防⁽⁷⁾。

福兮祸所倚，恩里害潜藏⁽⁸⁾。

虚极与静笃，真气从我行⁽⁹⁾。

垂帘观妙窍，身体自康强⁽¹⁰⁾。

补漏筑丹基，化作鲲鹏翔⁽¹¹⁾。

此身还乾健，岂仅寿元长⁽¹²⁾！

注解：

（1）《内经》："食饮有节，起居有常"，谓不大渴大饮、大饥大食、恣食厚味，以及生活起居要有规律。老子说："知常曰明，不知常，妄作凶。"

（2）对于"生命在于运动"要有正确的理解。就已衰、已老、已积劳成疾者及养生修真而言，应该如广成子所说的："无劳汝形，无摇汝精，无思虑营营。"劳形即是消耗。你已衰、已老、已积劳成病，体力已很有限，此时是继续顺行消耗，还是逆向返还再生？何去何从，请自度之。

（3）虚邪与贼风：指暴风骤雨及四时不正之气。

（4）酒、色、财、气，人称"四害"，而以酒为首。以其易乱性而导致妄为，故以少饮为好。烟之危害咸知，不可明知故犯。

（5）《内经》："醉后入房帏，欲竭精倍伤。"

（6）耗丧：外向顺行消耗则易，填补点滴积累则难，故多入不敷出，致未老而先衰。

（7）《内经》说："病已成而后治之，譬犹战而铸锥，渴而掘井，不亦晚乎？"故中医以治未病为上工，而治未病首在杜渐防微。

（8）福兮祸倚，此老子所谈，知之者颇多；"害生于恩"，此《外经》岐伯逻辑，如不知此，则难免不未老先衰也。

（9）"致虚极，守静笃"是老子语。它是内功首要，必如是才能使真气听从自己的支配以内守。

（10）老子曰："有欲观窍，无欲观妙。"能观窍妙，则真气从之，病安从来？

（11）练内功欲深造到炼丹，则必须填补已破漏的身体以筑基，即性命已得双修的"结丹"。所结之"丹"又名"阴精"，而不同凡精，已可做长寿种子，还不是"灵根"，故必"炼精化气"以"还丹"。当阴精与命气会合后，庄子喻为"北冥有鱼，其名为鲲……"而精化为气即"鲲"化为"鹏"；"抟扶摇而上者九万里"，故曰翔，盖去以填离也。

（12）取坎填离之后，此身将逐渐返还于受胎成形时的乾健之体。

二 垂帘守窍，一正三辅法（初层）

一正：在床上正规坐功诀

盘脚叩手垂帘[1]，空身空心守窍[2]。

回光返照两眼间[3]，痒动响开真妙[4]。

出现木紧偏重[5]，勿忘勿助为要[6]。

搓手擦脸缓收功[7]，辩证论治勿躁[8]。

三辅：站、坐、卧三式辅助功诀

三辅说的三辅，是即站、坐与卧[9]。

三者仅是形式不同，功法与正无异[10]。

只为提高利用，以便造福万民[11]。

须臾不离大可为，集体练功更妙[12]。

注解：

（1）盘脚：男左脚在外，女右脚在外，两脚交叉，自然盘坐。

叩手：男左女右，以大拇指指尖置于无名指的内关节处（十二时辰这里属子），再将四指附合中空，成为筒状；然后将另手大指插入筒内，余四指附合，共成为一枚"太极手印"，投放怀中。盘坐叩手安置，总以舒适为宜。

垂帘：盘脚叩手，心平气和后，自然地放下眼帘，做到不紧闭、不留缝、不外观。垂帘的目的是为了回旋眼光，或作回收眼光，变外向消耗为内向守形，使神及其所含的精与气内聚，并再生壮大。以此作为"内观返照"的条件，是十分重要的。如紧闭则失去生机，留缝外观则不能集中"回光"而影响"返照"的练功实效。

（2）空身空心：身心既空，万念俱无，故开始不搞什么"三调"，只许有一心无二念地，而又必须是活活泼泼地。为此，垂帘后的眉宇间要与平时一样，不容有愁皱状。

守窍：就是坐好，心平气和后，才"垂帘守窍"，即放下眼帘，用点儿意念（学术上名"真意"），默默地、轻松活泼地"存照"（即"返照"）两眼之间鼻梁处的玄关窍（名为"守窍"），即以照代守。守与照火候大小不同，开始兴工修性，务必以照代守，这样活泼泼地就无一点偏差。应知真意是主宰，故用之宜当。

（3）"两眼间"指玄关窍。传统内功领域，历来流传着"假传万卷书，真传一句话"的说法，说明万卷书易得，真传一句话难求。这一句话是什么话呢？就是"玄关窍就在两眼之间"。关于它的来历、生理机制和作用等，可详见本功窍诀。

（4）痒动响开，说的是依照上述功法诀窍练功后，根据练功者本人的年龄、体质、练功时间长短、入静程度等，或早或迟会产生这四种练功后的反应：痒在表，即脸上、窍上，及有皮肤病者的病灶上，将产生如蚂蚁咬一下的痒感；如出现，不理它，很快就会消失。痒是排出肤浅病菌的反映。动是由窍位的表入里，产生一种如手按小虾那样的跳动感；如出现仍不理它。响是窍内在练功入静后产生的音响，这就是"观音"之名的来历和含义。响先是如弹指甲声，旋又转为如鱼吐泡沫声。动与响的出现反映你已"入门"，人体机制起突破性增殖，必随之容光焕发，食欲增加，病安从来？岂仅康复！说"真妙"还仅仅只是开始。

（5）练功过程中，如窍位或窍位部位出现木紧不舒，说明你练功时返照用力助长过重所致的偏向。只要暂时"知而不守"，症状即消失；如继续加油助长，还可由木紧升级为胀痛，此皆由助长所致。从这你可知玄关"感而遂通"的敏感性了。

（6）"勿忘勿助"是孟子传授的练功经验。说的是练功时既不要忘了你在"返照"，又不要助长"守窍"，此为至要。

（7）垂帘守窍时不直接当风，以及收功之前把两手搓热干擦脸，都是为了预防虚邪贼风和冷空气引起感冒。

（8）学术是以预防为主，使人不生病，再炼丹上进。气功作为一种疗法，始于新中国成立后的北戴河刘贵珍。尽管它具有不同寻常的、极其广泛的疗效，但仍是大材小用。此功法用于医疗，可治疗多种疾病，但不能包医百病，包医百病是不科学的说法。经几年来的观察总结，有三种病应先采用权宜之计以"治标"，再缓图治本而循正规正法。此三种病一是高血压，二是肺气喘逆，三是脑震荡或肝阳上亢引起的半边头痛。此三种病练功时应先"回光返照下丹田"以"急则治标"；待至血压平、气逆定、肝风息，再回头依正规练功。应知内功领域的下丹田、周天等，都出自本功法，只是被一知半解者弄成了旁蹊曲径。

（9）三辅：练初层功法时的三个辅助方法。这三个辅助方法是：站式的"独立守神法"、自由坐式的"椅子禅"，以及必要时的卧式练功（这是为卧病不起或只能卧床者提供便利）。

（10）三式辅助功法仅仅是形式上与正规的盘脚叩手不同（站式、坐式须双手靠背连接），功法与正规无异：都以"垂帘守窍"为主，都不能直接当风练功，收功前都要双手搓热擦脸。其他效用、宜忌等可参看正规练法。

（11）鉴于老龄化问题，离退休人员增多，集体练功的条件增加，为提高学术利用率而辟此三式练功法。本功法是中华民族文化学术遗产精髓，是信得过的，是可以为世界人类谋福利的。

（12）子思说，道不可须臾离也——加上此辅助三功法，则任何环境、时间都可练功。如乘坐车船飞机，以及中休小停，都可存神练功助效，真大有可为、大有希望！

三 尽性至命，筑基结丹法（二层）

动响频繁转静⁽¹⁾，气息绵绵若存⁽²⁾。

尽性至命玄牝门⁽³⁾，行将修命了性⁽⁴⁾。

趁此阳生药产⁽⁵⁾，正好入牝出玄⁽⁶⁾。

用之不勤莫等闲⁽⁷⁾，外丹功成在望⁽⁸⁾。

注解：

（1）继初功中响动频繁之后，却又转入寂然。就这样一动一静地深化到口鼻之息，几乎没有了。

（2）《道德经》六章："谷神不死，是谓玄牝，玄牝之门，是谓天地根。绵绵若存，用之不勤。"绵绵若存若亡，指鼻息细微若绝。

（3）出现上述内景，说明初层修性工程已发展到"尽性至命"了。尽性至命的特点是形成"玄牝"：使工程由上到下延伸，而至脐下的一寸三分这个不内不外，不是点、不是窍，而是气化形成的"虚无窟子"，老子把它名为"玄牝"。它由玄关，通过细微绵绵若存之息而形成，且随着呼吸而与玄关联系着。因它基于先天坤宫，故名"玄牝"。玄牝是开始产生胎息的标志，随着"药随息产"，更绵绵密密地一上一下、一往一来、一出一入，就像两扇门那样一开一阖，所以老子把它名为"玄牝之门"。玄牝之门，实即"天地之根"。因玄即天，牝即地也。人之根，即命根亦在其中。

（4）修命了性：修命是指修性尽性工程基本完成，而出现"玄牝"。玄，指由玄关而生的联系与延伸；牝，是以在尾闾命宫里的命气为主体，旁及命门、神阙，通过下丹田而形成，所以玄牝得来不易。玄牝之门更为难得，因它是"药"产的标志，所以"了性"是完成采"小药"结"外丹"的任务。

（5）阳生药产：已如上述。

（6）入牝出玄：即是采药，修命了性。药怎么采？当形成玄牝之门，有绵绵密密一上一下、一出一入之胎息时，就应"调息"，即从玄关把"真意"调来与上下往来的息联结为"神息"，此时应用第一次"节节修，节节丢"，即不守玄关，联成"神息"变为"神火"，是采药炼丹不可缺少之物，而都由下丹田输出。如何实现采药？用"出玄入牝"之法。这方法是：从玄关"调"来真意的"意"，此时意守的任务只能是随胎息的上下而上下、出入而出入，只是在胎息上，即出的时候，真意行使其支配权，把息引之"出玄"。出玄实为"入玄"，即把药采归玄关之内的"乾鼎"，即后天的离宫。

（7）老子说："绵绵若存，用之不勤。"是指趁此阳生药产之时，应勤采取。因阳生药产很难得，故不能等闲视之。内功总的说来是"无为法"，但采药则是无为中的"有为"，即在真意支配下完成，故有为亦同无为。另外，修性要恬淡虚无地用"文火"，而采取药物时应用"武火"，即须绵绵密密，直至饱和。饱和时人呈恍惚杳冥之状，但非做梦。

（8）丹功分三：首先为外丹，即内丹中的"外丹"。在此基础上，还要由外丹升"小还丹"，即"内丹"，再升"大还丹"，即"炼丹"。

这两层工程须补充说明：第一，玄关窍为性命之性的性源所在。性源也就是人体性命、现代科学名生命的活水源头。这个头即在玄关由表入里名为"一寸三分"处，实即中指同身寸一寸许处（附言：上中下三田皆有此内窍，皆同样测定部位）。为什么性源即生命之源？因必须"尽性"才能"至命"，至命才能修命。而修命为的是了性。因堕入后天变成了"坎离"，通过修命了性，即"取坎填离"，返还"乾体"，所谓"旋乾转坤"之工。第二，性命双修，一般说是对多数漏体进行"补漏"，对深造者则进而"筑基"——由修性尽性，修命了性，即采药结丹构成。不过这是内丹中的"外丹"（"外"在"离中"所结，故外丹又名"阴精"），须得"炼精化气"以"还丹"，方能变外丹为内丹，即"灵根种子"。然后方能继续炼丹，直至丹成。丹不是抽象名词，是"上药三品，神与气精"的合成物，所以老子说："恍恍惚惚，其中有物，其中有精，其精甚真，其中有信。"

四 鼓琴招凤，争取外援法（三层）

古道自力更生[1]，新法争取外援[2]。

两相促进鼓琴弦[3]，招来凤兮无限[4]。

环境要求清洁[5]，气候云淡风轻[6]。

藤桥上贯饱和停[7]，转为偃卧消散[8]。

注解：

（1）本功法九层中有七层是古道，古道即传统由医而道、而儒，形成一整套天人相应的独特理论体系，它以"三关九窍"为核心。古道是靠自力更生练功，"由无到有，有又还无"。

（2）新法即九层中的"鼓琴招凤法"与"敲竹唤龟法"。新法不是主观创编，而是晚清庚子赔款稍前，张执阳宗师鉴于练功的经窍机制中尚有潜力，鉴于古道纯赖自力更生，更发现太虚中还有某种不知名物，可以根据天人相应原理，用人工予以招来，补我之不足。故对太虚不名物给予强名为"太虚真气"，并形象地比喻为"凤"，即以"鼓琴招凤"名之。所谓"琴"即生理上的鼻腔；弦，即橐籥，练功者入静后的细微呼吸。凭什么"鼓"？凭真意支配的鼓。总的说来，这一创造发明就当时说是了不起的。因为它不但发现了空气中类似负氧离子这类有利于人体的物质，更发现它们在不同环境、气候下，有不同的质量，且都能采取供我所用。这些都是从实践检验肯定而后发明的，故张执阳能成一代宗师，可惜碍于清规，初只直指单传一人，二代传我师等五人。

（3）既以自力更生为主，又争取得外援，故相互促进、相得益彰。

（4）把太虚真气喻为"凤"，用鼓琴招凤法招来，助我补漏筑基。这个"凤"是取之不尽的。

（5）张执阳宗师发现，这个"太虚真气"在不同的环境有不同的数量和质量，所以规定，进行这一工程时要尽可能选择环境清洁、空气流通，有水流花放、松竹茂盛之处为好。

（6）时间和气候也与太虚真气的数量和质量密切相关，认为上午云淡风轻之时最好。新中国成立前，我学会在基地招凤山，每年盛暑定时集中全国自愿前来参与"避暑练功"的学者，在此集体练功一个月，以此功法为主。结束时学者无不精神焕发，衰容返壮。据说有一被绑架者，被关在农村红薯窖里，于是只好整天坐练此功，竟使体质转好，说明太虚真气这种东西到处都有。毕竟何物？我先名氧，故曰"人工采氧"；后知负氧离子，以为是，但又谓不一定是。因此仍恢复其本来的"太虚真气"之名。

（7）鼓琴招凤工程又名"贯藤桥"。怎样名鼓琴招凤与贯藤桥？凤，即太虚真气，已如上述；琴，是以鼻腔中空比喻。有琴必有弦，什么是弦？橐籥为弦。橐籥在整个工程中不可或缺。它就是人们在入静后的细微呼吸，直至体现"阳生药产"的胎息、"真人之息"都可名橐籥，盖即鼓琴的工具，习称"风箱"是也。"贯藤桥"也是比喻，正言明"无古不成今"。新功法是在古道生理机制，即经窍基础上的发挥：所谓"藤桥"是说中空如"藤"，上浮如"桥"。整套练功的道窍为玄关，这工程把它首名"祖窍"。沿祖窍下鼻准名"祖脉"，祖脉者督脉也。有人以此为"鼻端"，是不求甚解者。端即始绪，岂能从鼻准开始？故以此为鼻端者两误了。工程要用如琴的鼻腔，更要用腔上的"鼻柱"。鼻柱上联祖窍，下联祖脉，不就似"藤桥"？如何"贯藤桥"是鼓琴招凤工程的核心？以往练此工程要选时、选地，自控时间，不受干扰，非上层"闲公""剩人"，孰能语此？现在大不同了，生活水平提高了，老有所养，老有所终，离退休老龄人大大增多。练此功就可普及一般老年人，甚至我们把它用于抑制杂念。练这工程不盘脚叩手，也不先在床上。以往专设马架椅，所以也名"仰卧式椅子禅"。现在可在沙发或躺椅上做，练功环境、时间参酌前述。总的要通风透光，但又不直接当风。开始时在躺椅或沙发上，自由而舒适地躺靠下，待心平气和后，如初功的垂帘守窍，仍先意守（返照玄关），等到气息随入静而细匀徐缓时，从返照玄关"调"来真意，主宰练此鼓琴招凤之功：用呼出的鼻息"鼓"如琴的"祖脉"——鼻准。鼓，即出息，叩击鼻准而出；招，即吸入的鼻息行使招来。吸入鼻息满载太虚真气，在真意（意念）领导下，使之由祖脉沿鼻柱而上入玄关祖窍，故名"贯藤桥"。之所以往昔以此为"先天理气"的无上妙法，也是合逻辑的。因这一招来之"气"，就是《内经》说的"提挈天地，把握阴阳"，以鼓息为阳、为地，以招息为阴、为天。《庄子·逍遥游》"天之苍苍，其正色也耶？其远而无至极也耶？其视下也，亦若是而已矣"不就是这一工程？看来张执阳宗师上与庄子心有灵犀一点通。

（8）随着在十分宁静、徐缓中一鼓一招，上贯藤桥，入玄关，就会把先天太虚真气、灵阳之气引入玄关，直输经脏，迫至饱和，如婴儿吮乳，饱后就会"我倦欲眠"。此时便可转入事先准备好的卧榻，面壁偃卧，意念笼罩全身，让未完全进入玄关而外溢的采取物，溶解消散于全身。据验证，转入卧榻时，是否招来，招来多少，面部将呈蔚蓝色浅深表现；消融后则人的气志又转为清明，依法搓手沐脸收功，必见精神振奋，容光焕发。此文初发表于《气功科学》，副题为"针对已婚漏体练功补漏"，但实又大大不止于此。为什么我把它扩大利用为"采氧抑杂"（杂，指杂念），是因为练功时杂念萦萦者，可以此功作"调息数息"（即默数吸入之息，由一而百，再一而百），并用意念引导沿祖脉、贯藤桥而入玄关。

五 炼精化气，取坎填离法（四层）

黍珠成象丹结[1]，便可午降于前[2]。

因势利导下丹田[3]，落实炼精化气[4]。

气即坎中之阳[5]，鲲鹏行将化合[6]。

九万扶摇把离填[7]，返还乾健之体[8]。

注解：

（1）接二层的补漏筑基结丹。什么名黍珠？是指丹的名词"黍米玄珠"。当初结丹时，练功静极之后眼前会恍惚见到晶莹光亮物体，即"黍米"，外丹所成的象；旋即又显得珠点变大为圆坨坨、光灼灼物，是谓"玄珠"。不过都是"恍惚有象"，实为有形藏于无形之中，无形藏于有形之内，是开始形神俱妙的表现。

（2）午是用十二时辰中的午时来表示的一个窍名，即玄关窍。降于前：是说从玄关沿身前正中降到下丹田。合言如上述的结丹比较稳定时，便可由玄关之内的性宫，按先天名"乾鼎"，开始导引下降到下丹田。

（3）降的方法是：用意念自然地、因势利导引之使下。到得下丹田，将会在冲脉调剂下直接过渡彼岸尾闾关内的命宫。

（4）初层窍道内名离宫，即性宫，离中虚为阴所在，故所结丹又名"阴精"。午降于前的丹，是经"性命会合，炼精化气"而来，丹经喻为"夫妻交媾"而产出灵根种子，亦喻为鲲鹏化合，其他比喻也很多。这一转变工程是质的转变：由外丹变内丹，喜得灵根孕育，即使阴精化气。

（5）这一层次是关键层次，它包含前降，使性命会合，炼精化气，后升，取坎填离，合成小周天河车运转工程。现实内功领域也用了这些名词术语，只不过徒有其名，至多以热感为气，所谓"打通周天"。坎，指尾闾之内的命宫，因在人体小天地之北，属水，故称坎，即命气。它在已生未生之前为坤，与乾同受之于先天父精母血，即父精母血混合以成。随着出生，则乾（☰）失中爻仍居本位离（☲）；所失阳爻落于坤（☷）中而为坎（☵）。现在是通过练功，把坎中阳气与精化合，在真意主宰下，将越三关而上，即"子升于后"，回返玄关之内，实现"取坎填离"。

（6）鲲鹏前已言之，它是《庄子》的喻言坎阳与阴精的化合，即炼精化气。

（7）庄子把尾闾关到夹脊关之间的九椎比作九万里，扶摇指大风，以鹏飞的磅礴气势形容阳气。"填离"是此次飞跃任务。

（8）整段工程都是在频频这样升化之后，把离返还为乾健，所以填离是频繁的，不能一蹴即得。

六　敲竹唤龟，遥助遥举法（五层）

北海深藏灵龟[1]，只是时逢亥子[2]。

阴极阳生久不生[3]，凭借敲竹唤起[4]。

鼻腔中空如竹[5]，祖脉上下相联[6]。

敲竹可以从外援[7]，命气听我遥举[8]。

注解：

（1）《庄子·逍遥游》首言，"北冥有鱼，其名为鲲"，正是说的北海深藏的"灵龟"。它本是乾中阳爻，因堕后天而陷入坤，以致变坎而沉沦，通过练功，将它"化而为鹏"，作九万里的飞跃。

（2）北海指尾闾关，灵龟所在的"命宫"，按人体小天地比作隆冬。北属水，正坚冰凝结，时属亥子之交，正阴极严寒，所以灵龟要想跃动上升，谈何容易！

（3）正因上述，练功至此，每每阳该生而不生，以致阴精不能化气，鲲不能化鹏。若因亏损元阳过甚，可使人腰脊酸痛，何不用此法以遥助遥举，而大材小用一番。

（4）敲竹唤龟是比喻，龟为何物已知之矣，竹是什么？如何敲唤呢？

（5）鼻腔中空如竹，用橐籥予以敲叩；橐籥即入静后细微深长的呼吸，前已言之。

（6）祖脉指鼻准，它和下端尾闾命宫上下相联，即督脉的两端，而祖脉居高临下，此正是敲叩的所在。

（7）用呼吸的一出一入而一敲一叩鼻准这个祖脉，便会上感下应，助长下端北海中的灵龟兴起，由一阳、二阳，直至三阳开泰。这个鲲化之鹏，虽九万里亦何难飞跃？因它本身是阳，阳主升腾是必然的，这里仅予以外援耳。

（8）灵龟即尾闾关内命宫中的命气，人们的命蒂、命根。灵龟化气升腾，则满腔生意。其所赖以升腾的"三关"之所以名"关"，即在于关系人们的生死。两目外视而动情纵欲，在性的支配下，命气顺行而下，或生男育女，但大多是消耗报废，直至精竭人亡；现在是垂帘内运，两眼神光与意念联成"神息"，在神息的主宰下，使命气逆行而上。用庄子的话说是"去以六月息"，而目的是"徙于南冥"，亦即"图南"。"南"者，玄关也，脑也，泥丸也，先天之坤也，后天离宫也。不知这些玄机奥秘的真谛，很难理解老、庄和《周易参同契》。

七 炼气化神，七返九还法（六层）[1]

神即心中灵液，缘于气化而来[2]。

咽入绛宫名还丹[3]，积累以待飞跃[4]。

务必耐心从事[5]，进行七返九还[6]。

醍醐灌顶玉液尝[7]，大器晚成在望[8]。

注解：

（1）三层功鼓琴招凤，为的是促进性命双修，补漏筑基结丹；五层敲竹唤龟是促进炼精化气，取坎填离。工程中贯穿着"节节修，节节丢；丢了又修，修了又丢"；初层修性，务必凝神务虚，端在真意主宰下，有一心无二念地凝神玄关；当静极而动，动极而静，一动（都指内景自然的动，而不是外动）一静，由上到下，形成玄牝时，则不意守玄关凝神，而是调"真意"联"真息"，变"神息"以促采药结丹。当结丹之后，可以午降于前时，即不再联神息出玄入牝，而是利导午降，开始小周天的河车运转。随着午降于前，此时真的要意守下丹田以助炼精化气了。不过下丹田只能是李时珍揭示的脐下二寸处，才符横放四指下沿的标准，其余的非旁即外。当精化为气，鲲已化作鹏时，则必须用意念紧跟，促进越关。如遇"关"难突破，应意守进火以促突破，直上到玉枕，每多稍加助长，以待过渡彼岸，而不是上百会。迨至坎（命气）已填离（回到性宫），则历外围一周的意念，又将回玄关之内的性宫，又要返照性宫，以促"小还丹"长过程的开始。

继炼精化气之后，是炼气化神。精不是交媾的凡精，而是经过性命双修结成的丹——阴精。炼气化神，是承接取坎填离之后进行的。什么是神？"神是玉皇口里涎"，是心中灵液，学术上分玉液、金液。取坎填离的"离"，是"脑为泥丸即上丹田"。作为脑海，它是十二经、三百六十五络的血气聚散之地，具有能容的大度，又取之不竭，所以说它是人体生命的活水源头。炼气化神正在此地。

（2）神即灵液，此层为玉液。紧接取坎填离，河车运载逆行的坎阳入于性宫之后，就意守于性宫，因此地正阳极的"六月"，可能小息以待阴生。阴生即炼气化神化液，或见醍醐（最佳的酿）自顶下灌；或见甘露洒心，或有结块物如冰淇淋掉在舌上，甚至来势很丰，哽然咽下。其共同的特点是"味道美极了"！"此物只应天上有"，真沁透心脾。有如大块咽冰淇淋的感觉。此只可意会，不可言喻也。

（3）绛宫在膻中之内寸许处，是又一"鼎炉"的产生，咽下之物在此化作无形之神，是为"小还丹"一遍。于是，又开始了新的量的积累。

（4）量的积累是为质的飞跃，为新的、更大的飞跃做准备。一遍一遍、一轮一轮地从头练起。待积累到一定高度，再做新的飞跃。

（5）作为性命双修到炼丹，是一个改造人体生命的大工程，所以它不可能速成。务必思想上做好耐心细致的准备，持之以恒地以待大器晚成。

（6）学术把这阶段工程喻为"七返九还"，既是说逢七逢九之阳，就正好兴功，又言必须"颠倒颠"地反复进行，才能完成从量变到质变的飞跃。

（7）醍醐、玉液、琼浆、甘露、醴泉，都是"仙家"才能品尝的佳酿，都是用来形容此两层次还丹；小还、大还、玉液、金液，亦即炼气化神的灵液，被喻为"铅汞"的"汞液"。

（8）"大器晚成"指九转还丹的成功。小还丹是为九转大还丹创造条件，故言在望。

八 五行攒簇，安炉设鼎法（七层）⁽¹⁾

先是和合四象，进而攒簇五行⁽²⁾。
三阳开泰待腾飞⁽³⁾，顿向四肢突破⁽⁴⁾。
疾驰而去爪甲⁽⁵⁾，手足阳转阴经⁽⁶⁾。
拥向中央立轴心⁽⁷⁾，重新安炉设鼎⁽⁸⁾。

注解：

（1）五行攒簇，安炉设鼎，是以改造人体生命为目的的工程的高层次炼丹阶段。功夫得从头做起：在玄关之内凝聚阴精，因势利导此晶莹物，从"午降于前"，开始运行河车，让性命会合；阴精得命气而化气后，改"子升于后"（子，尾闾关也），从尾闾而上夹脊关，按小还丹返回性宫。此为取坎填离。这当中便包含"和合四象"，故名"小还丹"。四象指由体现"夏"的玄关，下降到体现"秋"的膻中，再经西北隅而到体现"冬"的尾闾，而上到体现"春"的夹脊是也。

（2）由和合四象到攒簇五行，本是质的飞跃，而实际上四季即在五行之中：夏火，秋金，冬水，春木，质的飞跃是由于五行得由外入内而立中央，使大药（即积累起来的小还丹）有归宿，即炼丹的九鼎八卦炉形成。

（3）三阳开泰指属东方木、时属卯、月属三的夹脊关。还丹运行中，如小还取坎填离，则由此上玉枕；如反复运行积累到成熟时，行经夹脊，就会出现特征：学术上以"万弩欲发"来形容，即大有突破象征。如有此景象，就不上玉枕，就在夹脊意守进火以待"紫气东来"。

（4）待到"紫气东来"，时机成熟，其固有条达舒发的浩然之气，就在夹脊突破，飞跃！如何突破，怎样飞跃？即在夹脊关突然有声响似的，爆破出四股大气流，分别向手足背面的三阳经疾驰而去。

（5）四股大气流先是沿阳面疾驰，行抵手足爪甲时则自然回旋。

（6）向手足阴面的三阴经，拥向胸腔。

（7）直达膻中与夹脊之间的冲脉要冲中央立极，学术上名"重安炉鼎"，亦即把前此储积的小还丹——大药引归炉内。这个炉名"土釜"，因中央戊己属土。一些名词都是借用来说明问题的，要懂"义明而象捐"。

（8）重安炉鼎，是对已一再有过炉鼎而言：如初二层结丹玄关之内的性宫即"乾鼎"；小还丹所在的绛宫，也是炉鼎；现在是炼丹的炉鼎。炉指中央土釜；在土釜建立的同时，就会在下丹田与尾间关之间"地涌金莲"，形成"宝鼎"；在上丹田玄关窍与玉枕关之间"天生宝盖"，形成"华盖"，从而完成包含八卦、以八卦为"周天"的"九鼎炉"，又名"八卦炉"。

九　进火退符，沐浴温养法（八层）

五行攒簇药归炉[1]，圣胎初结育灵根[2]。

法财侣地须先备[3]，名利恩爱视浮云[4]。

子进阳火知足止[5]，午退阴符慎抽添[6]。

卯酉沐浴细温养[7]，专气致柔记心间[8]。

注解：

（1）七层五行攒簇的目的，在于把历经小还丹积累而成的"大药"，引归新建的炉——土釜内，从事正式的炼丹工程。前两层是结丹和还丹。

（2）传统把五行攒簇这一高层次名为"结圣胎"，炼丹也就是耐心细致地养育圣胎，又名灵根种子。

（3）从百日筑基开始，就要做好法、财、侣、地的准备。法是指炼丹的方法；财是指必要的经济支持；侣是指照顾的人；地指炼丹的地方。因不识功法，没有足够的经济支持，没有适当的炼功地址与照顾的人，就不能从事修炼。

（4）曹雪芹在《红楼梦》第二回中谈道，对名利恩爱要能
"了"。之所以修道人多如牛毛，能成道者却少如麟角，就因为不能
"了"。

（5）子进阳火的子，不单指自然界的子时，而主要指人体内练
功入静后出现的"活子时"。说此时就应进阳火（指真意真息合成
的神火），就是存神丹田，从事炼丹。但必须十分仔细，要防火冷丹
寒，火大伤丹，故言要知足知止。

（6）午时也含有两重性：阳极阴生为午，此时便应止火退符。
退即降，进即升，或言"抽添"。

（7）卯酉沐浴与子午抽添，是炼丹要法。子午卯酉不单是十二
时辰中这四时，而且也是指尾闾关为子，玄关为午，膻中为酉，夹
脊关为卯。说的是进展到"酉"就要"沐浴"——必静必清到人欲
净尽；卯就要温养——就是知而不守，精心护卫。

（8）在炼丹过程中更要求智而若愚、慧而不用，立德积功、唯
忍唯让。太上多番以专气致柔相勉，谓应如婴儿那样柔弱，才是载
道之器。总之应予明了：工程的层次，是传师划分的，不是真有界
限，而是前后相连，一以贯之，所谓道法自然，时至神知。不但八、
九层是观察研究论证，不一定准确，即曾受传七层，也还有据情、
推理的修正补充，肯定还有不足之处，实习时要自然、活泼地求得
适应。

十　出神入定，脱胎神化法（九层）

一旦阳神出天门[1]，防危虑险莫轻心[2]。

宁让入定多存养[3]，切忌放纵任远行[4]。

达摩面壁犹九载[5]，可资借鉴细温存[6]。

和光同尘人莫测[7]，炼虚还无羽化成[8]。

注解：

（1）经过土釜进火退符，沐浴温养，适时将移丹上田乾鼎。继
续依法进行，久之阳神从天门出现眼前，俨然身外有身。

（2）阳神出现时，一定要虑险防危，而不能掉以轻心：真如婴儿欲步，必须时时扶持照顾。

（3）宁让入定多养，尽量少出，以防不测。

（4）切忌放任远行，担心受惊受恐，或受声色影响流连忘返。原宿命论谓宿怨报复魔考。

（5）整个工程是"由无到有"，现则"有又还无"。即达摩尚作九年面壁，我们可资借鉴自持矣。

（6）温存之法莫过沐浴，沐浴即思想上湛然常寂，如寒潭秋月，止水无波，大有"竹影扫阶尘不起，月穿潭底水无痕"之象。

（7）在修炼后期，所谓有"半仙之分"时，内则专气致柔，外则和光同尘，是必要的。专气致柔，言十分谦和柔顺，与人无争无扰；和光同尘，如愚如拙，不出人头地，人莫我知，所谓隐显逆从人不识也。

（8）一般大功告成，仍须"羽化"，实际就是"坐化"一类，而并非成仙做佛之意。前面提到的谷海涛先生，即是一例。所谓从虚而来，又返回太虚。学术的全工程是"从无到有，有又还无"。因无而补漏以图康复，再于补漏基础上"筑基""结丹"，即以神气（性命）合成"阴精"；再炼此阴精以化神——"还丹"；再由"小还丹"到"大还丹"而结"圣胎"，以"炼神还虚，炼虚还无"。脱胎神化，即炼虚还无，还无即合道。所谓的"虚""无""道"，都不是抽象名词，而是微观物质"清空一气"，其聚则为宇宙，其散则为包括人在内的天地万物，唯人能使天人合一，有又还无，而如黄帝所说："同游于无极之野"。

附录三

《黄帝外经》与《黄帝内经》篇目对照表

《黄帝外经》	《黄帝内经》	
	《素问》	《灵枢》
阴阳颠倒篇第一（上下）	上古天真论篇第一	九针十二原第一
顺逆探原篇第二	四气调神大论篇第二	本输第二
回天生育篇第三	生气通天论篇第三	小针解第三
天人寿夭篇第四	金匮真言论篇第四	邪气脏腑病形第四
命根养生篇第五	阴阳应象大论篇第五	根结第五
救母篇第六	阴阳离合论篇第六	寿夭刚柔第六
红铅损益篇第七	阴阳别论篇第七	官针第七
初生微论篇第八	灵兰秘典论篇第八	本神第八
骨阴篇第九	六节脏象论篇第九	终始第九
媾精受妊篇第十	五脏生成篇第十	经脉第十
社生篇第十一	五脏别论篇第十一	经别第十一
天厌火衰篇第十二	异法方宜论篇第十二	经水第十二
经脉相行篇第十三	移精变气论篇第十三	经筋第十三
经脉终始篇第十四	汤液醪醴论篇第十四	骨度第十四
经气本标篇第十五	玉版论要篇第十五	五十营第十五
脏腑阐微篇第十六	诊要经终论篇第十六	营气第十六
考订经脉篇第十七	脉要精微论篇第十七	脉度第十七
胞络配腑篇第十八	平人气象论篇第十八	营卫生会第十八

续　表

《黄帝外经》	《黄帝内经》	
	《素问》	《灵枢》
胆腑命名篇第十九	玉机真脏论篇第十九	四时气第十九
任督死生篇第二十	三部九候论篇第二十	五邪第二十
阴阳二蹻篇第二十一	经脉别论篇第二十一	寒热病第二十一
奇恒篇第二十二	脏气法时论篇第二十二	癫狂第二十二
小络篇第二十三	宣明五气篇第二十三	热病第二十三
肺金篇第二十四	血气形志篇第二十四	厥病第二十四
肝木篇第二十五	宝命全形论篇第二十五	病本第二十五
肾水篇第二十六	八正神明论篇第二十六	杂病第二十六
心火篇第二十七	离合真邪论篇第二十七	周痹第二十七
脾土篇第二十八	通平虚实论篇第二十八	口问第二十八
胃土篇第二十九	太阴阳明论篇第二十九	师传第二十九
胞络火篇第三十	阴明脉解篇第三十	决气第三十
三焦火篇第三十一	热论篇第三十一	肠胃第三十一
胆木篇第三十二	刺热篇第三十二	平人绝谷第三十二
膀胱水篇第三十三	评热病论篇第三十三	海论第三十三
大肠金篇第三十四	逆调论篇第三十四	五乱第三十四
小肠火篇第三十五	疟论篇第三十五	胀论第三十五
命门真火篇第三十六	刺疟篇第三十六	五癃津液别第三十六
命门经主篇第三十七	气厥论篇第三十七	五阅五使第三十七
五行生克篇第三十八	咳论篇第三十八	逆顺肥瘦第三十八
小心真主篇第三十九	举痛论篇第三十九	血络论第三十九
水不克火篇第四十	腹中论篇第四十	阴阳清浊第四十
三关升降篇第四十一	刺腰痛篇第四十一	阴阳系日月第四十一
表微篇第四十二	风论篇第四十二	病传第四十二

续　表

《黄帝外经》	《黄帝内经》	
	《素问》	《灵枢》
呼吸篇第四十三	痹论篇第四十三	淫邪发梦第四十三
脉动篇第四十四	痿论篇第四十四	顺气一日分为四时第四十四
瞳子散大篇第四十五	厥论篇第四十五	外揣第四十五
诊原篇第四十六	病能论篇第四十六	五变第四十六
精气引血篇第四十七	奇病论篇第四十七	本脏第四十七
天人一气篇第四十八	大奇论篇第四十八	禁服第四十八
地气合人篇第四十九	脉解篇第四十九	五色第四十九
三才并论篇第五十	刺要论篇第五十	论勇第五十
五运六气离合篇第五十一	刺齐论篇第五十一	背腧第五十一
六气分门篇第五十二	刺禁论篇第五十二	卫气第五十二
六气独胜篇第五十三	刺志论篇第五十三	论痛第五十三
三合篇第五十四	针解篇第五十四	天年第五十四
四时六气异同篇第五十五	长刺节论篇第五十五	逆顺第五十五
司天在泉分合篇第五十六	皮部论篇第五十六	五味第五十六
从化篇第五十七	经络论篇第五十七	水胀第五十七
冬夏火热篇第五十八	气穴论篇第五十八	贼风第五十八
暑火二气篇第五十九	气府论篇第五十九	卫气失常第五十九
阴阳上下篇第六十	骨空论篇第六十	玉版第六十
营卫交重篇第六十一	水热穴论篇第六十一	五禁第六十一
五脏互根篇第六十二	调经论篇第六十二	动输第六十二
八风固本篇第六十三	缪刺论篇第六十三	五味论第六十三
八风命名篇第六十四	四时刺逆从论篇第六十四	阴阳二十五人第六十四
太乙篇第六十五	标本病传论篇第六十五	五音五味第六十五
亲阳亲阴篇第六十六	天元纪大论篇第六十六	百病始生第六十六

续　表

《黄帝外经》	《黄帝内经》	
	《素问》	《灵枢》
异传篇第六十七	五运行大论篇第六十七	行针第六十七
伤寒知变篇第六十八	六微旨大论篇第六十八	上膈第六十八
伤寒异同篇第六十九	气交变大论篇第六十九	有恚无言第六十九
风寒殊异篇第七十	五常政大论篇第七十	寒热第七十
阴寒格阳篇第七十一	六元正纪大论篇第七十一	邪客第七十一
春温似疫篇第七十二	刺法论篇第七十二	通天第七十二
补泻阴阳篇第七十三	本病论篇第七十三	官能第七十三
善养篇第七十四	天真要大论篇第七十四	论疾诊尺第七十四
亡阴亡阳篇第七十五	著至教论篇第七十五	刺节真邪第七十五
昼夜轻重篇第七十六	示从容论篇第七十六	卫气行第七十六
解阳解阴篇第七十七	疏五过论篇第七十七	九宫八风第七十七
真假疑似篇第七十八	徵四失论篇第七十八	九针论第七十八
从逆窥源篇第七十九	阴阳类论篇第七十九	岁露论第七十九
移寒篇第八十	方盛衰论篇第八十	大惑论第八十
寒热舒肝篇第八十一	解精微论篇第八十一	痈疽第八十一

梅忠恕自述

梅忠恕，1939 年生于四川荣县乐德镇，梅自强的长子。

我 1962 年 2 月毕业于清华大学电机系高电压专业，以后一直在云南省电力系统工作。1983 至 1985 年公派赴加拿大魁北克水电研究院进修，学成回国后在云南电力科学研究院任副总工程师，教授级高级工程师。1985 至 1993 年从事高海拔超特高电压输变电的试验研究工作，完成并撰写了一百多篇高海拔超特高电压方面的科学论文。1993 年参与并完成了 500kV 漫湾——昆明特高压输变电系统的投产调试工作，为国家的高海拔超特高压输变电事业的发展做出了重大贡献。1998 年退休，在近十年的时间里为国内民用防雷事故从事调查研究，在防雷害事故措施制定以及指导性论文撰写方面做了大量工作，为几个全国性防雷杂志撰写了大量论文、报告。所做的这些工作和所写的这一百多篇文章都是无偿的。2009 年起完全停止了高电压专业技术和防雷接地方面的工作，全身心投入父亲晚年所从事的《黄帝外经》和老子《道德经》的学习和研究中。父亲晚年特别嘱咐我一定要将《黄帝外经解要》正式出版出来，我全部身心都投入了《黄帝外经》的勘误、校对和整理解要以及父亲遗留手稿的工作。对于我这个从事高电压与防雷专业技术工作的、不懂医学和内丹功的人来说，整理解要不无困难。好在自 70 年代起，我在父亲指导下就开始修炼道家内丹功，在这个基础上我再一边学习一边录入父亲的论文，整理和校订解要。经过一年多的努力，《黄帝外经解要》的校对、整理与电脑录入工作完成，《道德经》的诠释也完成。

同时经过练功,我感到精、气、神都特别充实。单从增进与改善人体健康的角度来说,内丹功的确大有裨益!

在书稿交付出版之前,我再次对全文进行了校订。《黄帝外经解要》中有少数难认的古字,也还有一些现代人难以理解的内容,希望读者在阅读此书后,能给予帮助或指正!

梅忠恕

2022 年 8 月   83 岁时于昆明

跋

　　本书为何在此次第三版的修订中删除了原廖冬晴执笔的"直译"？原因有二：其一，因原著本是由通俗的白话文撰写，在读者的阅读方面并无困难，不存在对文本进行直译的需要。我邀请廖冬晴直译，因过分担心读者的阅读障碍，实无必要。其二，第一版是在2012年2月完成的，半年后，即2012年7月，廖冬晴未经我同意就将本书原稿电子版交给苏华仁在山西科学出版社出版了《〈黄帝外经〉丹道修真长寿学》，违反了我和他与云南人民出版社签订的《〈黄帝外经解要与直译〉图书出版合同》。

　　基于以上原因，加之考虑到直译部分受直译者学识、理解所限，容易框定或误导读者，所以新版仅以解疑难、要义之解要配合原文呈现，全凭读者诸君自行领悟。

梅忠恕

2022 年 8 月

参考文献

［1］陈士铎：《外经微言》（天津市卫生职工医学院图书馆馆藏精抄本），中医古籍出版社 1984 年版。

［2］梅自强：《颠倒之术——养生内丹功九层十法真传》，人民体育出版社 1993 年版。

［3］柳长华、陈士铎：《医学全书》，中国中医药出版社 1999 年版。

［4］张岫峰、冯明清、刘淑华：《黄帝外经浅释》，第二军医大学出版社 2006 年版。

［5］陈士铎：《外经微言》，中国医药科技出版社 2011 年版。

［6］司马迁：《史记》（全十册），中华书局 1982 年 11 月第 2 版。